Catherine Pez

Beauty Face Yoga

Gesichtsmuskeltraining
für natürliche und strahlende Schönheit

Aus dem kanadischen Französisch
von Svenja Tengs

südwest

INHALT

VORWORT

Infolge der steigenden Lebenserwartung ist der Kampf gegen die Hautalterung ein weitverbreitetes Anliegen in unserer Gesellschaft geworden. Die ästhetische Schönheitschirurgie, die auf eine Verjüngung oder vielmehr eine »Wiederherstellung des früheren Zustands« abzielt, spielt dabei eine zentrale Rolle. Sie ist Teil eines größeren Kontexts, der Hygiene- und Ernährungsregeln, den Verzicht auf Tabak, den Schutz vor Sonnenlicht und die Gesichtspflege mit Feuchtigkeitscremes umfasst. Ergänzend dazu stellt die Gesichtsgymnastik eine sehr hilfreiche Methode dar, um den Alterungsprozess zu verlangsamen.

Dieses Buch von Catherine Pez enthält einfache Übungen für das Gesicht, die für alle geeignet und mit anatomischen Schaubildern zu den jeweils beteiligten Muskeln versehen sind.

Ein anschauliches, umfassendes und wegweisendes Werk.

Dr. Bertrand Mattéoli,
plastischer Chirurg

EINLEITUNG

Im Laufe der Zeit altert das Gesicht. Der Verlust an Elastizität sowie an Spann- und Strahlkraft sind die ersten Anzeichen für eine alternde Gesichtshaut und -muskulatur. Wie beim restlichen Körper ist es nicht leicht, die mehr oder weniger großen altersbedingten Veränderungen zu verhindern. Da das Gesicht jedoch unser soziales Aushängeschild ist, leiden viele Menschen unter dem Verlust straffer Haut.

Wie wir wissen, hängt die besondere Beschaffenheit unseres Gesichts von unserem Erbgut und Knochenbau ab, doch auch vom Zustand der über 50 Gesichtsmuskeln. Auch wenn sie andere Funktionen ausüben als die Körpermuskeln, die das Skelett stützen und es in Bewegung setzen, kann man ihre Kraft und Wirksamkeit auf dieselbe Art und Weise erhalten. Es ist also – genau wie beim Körper – durchaus möglich, die Gesichtsmuskeln mithilfe von Übungen zu trainieren, zu lockern oder zu kräftigen. Hier kommt die »Gesichtsgymnastik« oder auch »Face-Yoga« ins Spiel.

Die zahlreichen Gesichtsgymnastikübungen in diesem Buch sind für alle Hauttypen und fast alle Altersgruppen geeignet, wichtig ist jedoch die richtige Ausführung: Denn manchmal kann die Praxis ein Problem verstärken, anstatt es zu lösen, worauf der hier vorliegende Ratgeber aufmerksam machen will. Es geht um das gezielte Training bestimmter Muskeln. Idealerweise passen Sie die Übungen stets an Ihr eigenes Gesicht an, denn der Knochenbau ist bei jeder Gesichtsform anders: Er ist einzigartig und wurde uns von unseren Eltern vererbt und ist also genetisch festgelegt.

In der Regel ist die »Gesichtsarchitektur« das Erste, was wir an einer Person wahrnehmen: die Form und Struktur, die individuell sind. Daher ist es sinnvoll, die verschiedenen Übungen der jeweiligen Gesichtsform anzupassen. Manche brauchen an bestimmten Stellen im Gesicht vielleicht gar kein Volumen aufzubauen, wohingegen es sich für andere empfiehlt, diese Bereiche gezielt zu trainieren. Darüber hinaus kann es sein, dass jedes Gesicht im Laufe der Zeit eigene Makel und Problembereiche entwickelt.

Mit diesen Erkenntnissen und meinen Erfahrungen auf diesem Gebiet habe ich mein Buch aktualisiert und die Übungen angepasst – nicht nur, um sie zu verbessern, sondern auch, um jede einzelne Gesichtsform gesondert zu berücksichtigen.

ERSTER TEIL

Warum Beauty-Face-Yoga?

GRUNDLAGEN UND NUTZEN DER GESICHTSGYMNASTIK

Falten sind die ersten Anzeichen für Hautalterung. Sie bilden sich, wenn die darunterliegenden Muskeln die Gesichtshaut nicht mehr straffen, und werden durch wiederholte, unbewusste Gesichtsausdrücke verstärkt. Auch die Schwerkraft und Muskelerschlaffung lassen die Haut altern.

Da die Gesichtsgymnastik auf genau die Muskeln abzielt, die die Gesichtshaut straffen, kann sie das Erschlaffen und Absacken des Gewebes verhindern. Durch wiederaufgebaute Muskeln kann man Veränderungen im Gesicht umkehren, Lippenfältchen beheben, Falten mindern, müde Augen wieder strahlen lassen oder ein unschönes Doppelkinn loswerden.

Diese Technik, für die es nur ein bisschen Ausdauer braucht, wird zu Ergebnissen führen, die Sie sich jetzt wahrscheinlich noch gar nicht vorstellen können. Das regelmäßige Trainieren der Gesichtsmuskeln ist übrigens so effizient, dass es auch von Ärztinnen und Ärzten empfohlen wird, insbesondere in der Neurologie bei einer Verletzung des Gesichtsnervs, in der Logopädie nach Schlaganfällen und in der Physiotherapie bei Muskelschwund hat es sich sehr bewährt. Die Methode wird auch in bestimmten Fällen in der Wiederherstellungschirurgie angewandt, um die Muskeln einer beschädigten Gesichtspartie wiederaufzubauen.

Auch wenn die Gesichtsgymnastik am häufigsten von Frauen mit reifer Haut praktiziert wird, ist sie für alle geeignet. Sie richtet sich an alle Altersklassen und Hauttypen und kann in sehr kurzer Zeit zu bemerkenswerten Ergebnissen führen. Um den Nutzen zu spüren, ist es vollkommen ausreichend, sich täglich 5 Minuten Zeit dafür zu nehmen – sei es morgens, wenn man zu Hause ist, unterwegs beim Autofahren, abends vor dem Einschlafen oder zu irgendeinem anderen Zeitpunkt des Tages. Für das Training brauchen Sie weder ein sperriges Gerät noch eine teure Behandlung. Sie arbeiten lediglich mit Ihren Gesichtsmuskeln. Außerdem sind die Übungen so einfach, dass es doch schade wäre, ihr Potenzial ungenutzt zu lassen! Je öfter Sie die Übungen durchführen, desto positiver werden sie sich auf die Spannkraft Ihrer Haut und die Strahlkraft, den Glow Ihres Teints auswirken. Noch dazu werden sie auch die Wirksamkeit Ihrer Cremes verbessern.

Face-Yoga ist eine durch und durch natürliche Methode, die sich auch deshalb so großer Beliebtheit erfreut, weil das Aussehen so gut es geht mit körpereigenen Mitteln erhalten wird. Dieses Gefühl ist vergleichbar mit jenem, das sich nach regelmäßigem Sport oder Selfcare einstellt. Sich in die Hände eines Schönheitschirurgen zu begeben, hat etwas Passives, die Gesichtsgymnastik hingegen praktizieren Sie aktiv. Motivieren Sie sich und widmen Sie ihr täglich nur 5 Minuten – das sollte eigentlich nicht sonderlich schwerfallen.

Stärkung der Gesichtsmuskulatur

Im Laufe der Zeit erschlaffen die Muskelfasern leider oft und sie können sich um fast 50 Prozent verlängern. Dieser Vorgang ist vergleichbar mit einem Kissen, das mit der Zeit immer mehr in sich zusammenfällt, weil die Füllung zu weich wird: Die Haut verliert an Volumen, da die darunterliegenden Muskeln nicht mehr ihre straffende Funktion erfüllen. Das Ergebnis dieses Absackens der Haut ist an bestimmten Körperstellen sehr gut sichtbar, zum Beispiel an der Innenseite von Armen und Oberschenkeln, wo die Haut besonders zum Erschlaffen neigt. Der Grund: Die darunterliegenden Muskeln haben ihre Elastizität verloren, die jedoch wichtig für ein junges Hautbild ist. Gleiches gilt für die Gesichtsmuskeln, wobei dieses Phänomen von Person zu Person unterschiedlich stark ausgeprägt ist.

Beauty-Face-Yoga besteht aus einer Reihe von Übungen, die darauf abzielen, die Form der Gesichtsmuskeln zu erhalten oder zu korrigieren, vor allem dort, wo sie dazu neigen, sich zu verlängern oder ihre Elastizität zu verlieren. Man kann nicht nur die großen Körpermuskeln trainieren, um in Form zu bleiben, sondern – mit den Übungen dieses Buches – auch jene Muskeln, die eine wichtige Rolle für die Form des Gesichts spielen. Die Gesichtsmuskeln weisen bestimmte Besonderheiten auf, auf die das Gesichtsmuskeltraining abgestimmt ist. Zunächst handelt es sich um quer gestreifte Muskulatur, die sich durch deutlich kürzere und kleinere Muskelfasern auszeichnet als die des restlichen Körpers. Sie können leicht bewegt und mithilfe präziser Übungen wieder in ihre frühere Form gebracht werden. Außerdem handelt es sich um Hautmuskeln, die an einem Ende am Knochen und am anderen an den tiefen Schichten der Haut ansetzen. Ihre Kräftigung wirkt sich daher direkt auf das Aussehen und die Konturen des Gesichts aus. Da es sehr viele Gesichtsmuskeln gibt – mehr als 50 auf einer so kleinen Fläche –, kann man mit den Face-Yoga-Übungen beachtliche Ergebnisse erzielen.

Im Gegensatz zu den Körpermuskeln, die den Körper in Bewegung versetzen, ist die sogenannte mimische Muskulatur nicht mit den Gelenken verbunden. Bei der Gesichtsgymnastik werden diese Muskeln hauptsächlich durch isometrische Kontraktion trainiert. Dabei wird der Muskel auf statische, gleichbleibende Weise angespannt, das heißt, er wird durch die Anstrengung weder verlängert noch verkürzt. Da die isometrische Kontraktion ohne Bewegung ausgeführt wird, stärkt sie die Muskulatur, ohne die Muskelfasern stark anschwellen zu lassen. Aus diesem Grund bewirkt das Beauty-Face-Yoga eine Verjüngung und Straffung des Gesichts, und das auch noch auf vollkommen natürliche Weise!

Vom Nutzen, die eigene Gesichtsform zu kennen

Aufgrund der Erdanziehung verändert sich mit zunehmendem Alter jedes Gesicht, unabhängig von seiner Form. Manche Gesichter haben eine höhere Widerstandskraft als andere. Je nach Gesichtsform können die Übungen des Beauty-Face-Yogas den Verlust von Muskelmasse sowohl verhindern als auch rückgängig machen. So zeigen sich die altersbedingten Auswirkungen in einem runden Gesicht anders als in einem eckigen. Letzteres wird durch seinen Knochenbau besser vor den unerwünschten Folgen von Alterungsprozess, Hormonmangel und Schwerkraft geschützt. Es ist daher besonders wichtig, die eigene Gesichtsform einordnen zu können.

Da jede Person eine einzigartige Gesichtsform hat, sollte man sich mit den kleinen Unterschieden zwischen den einzelnen Formen vertraut machen. Nur so können die Übungen gezielt ausgeführt werden und ihre Wirksamkeit optimal entfalten.

Die wichtigsten Gesichtsmuskeln

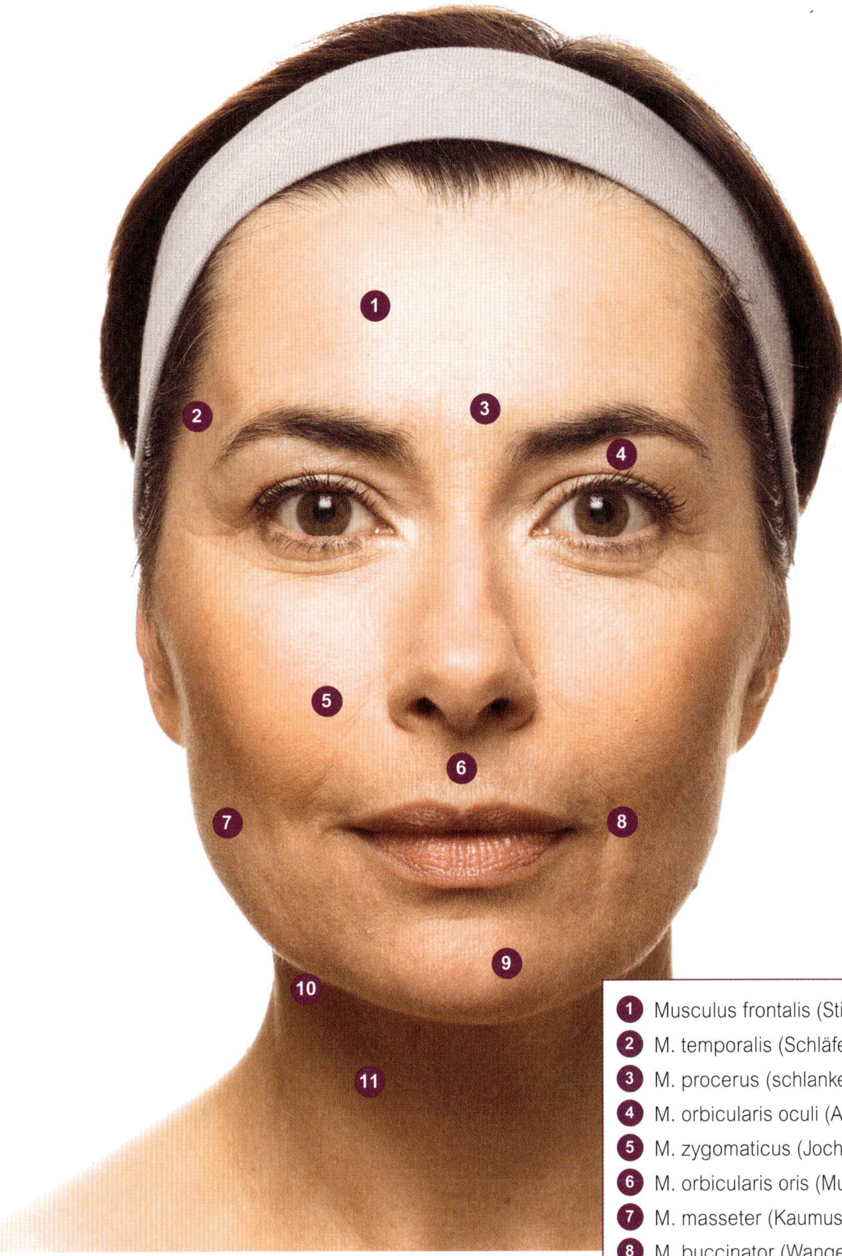

1. Musculus frontalis (Stirnmuskel)
2. M. temporalis (Schläfenmuskel)
3. M. procerus (schlanker Muskel)
4. M. orbicularis oculi (Augenringmuskel)
5. M. zygomaticus (Jochbeinmuskel)
6. M. orbicularis oris (Mundringmuskel)
7. M. masseter (Kaumuskel)
8. M. buccinator (Wangenmuskel)
9. M. mentalis (Kinnmuskel)
10. M. digastricus (zweibäuchiger Muskel)
11. Platysma (Hautmuskelplatte des Halses)

Die verschiedenen Gesichtsmuskeln

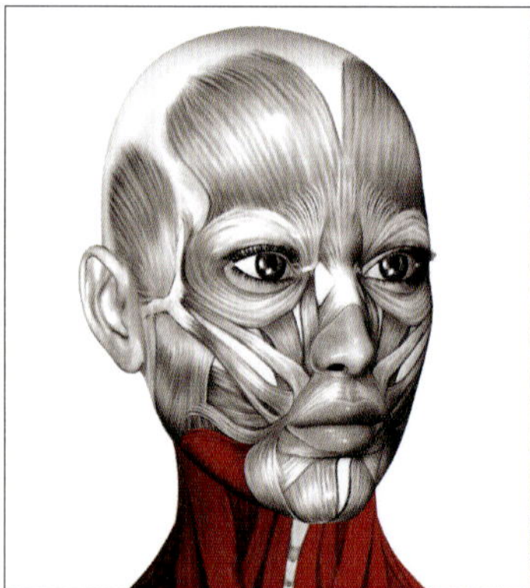

Platysma
(Hautmuskelplatte des Halses)

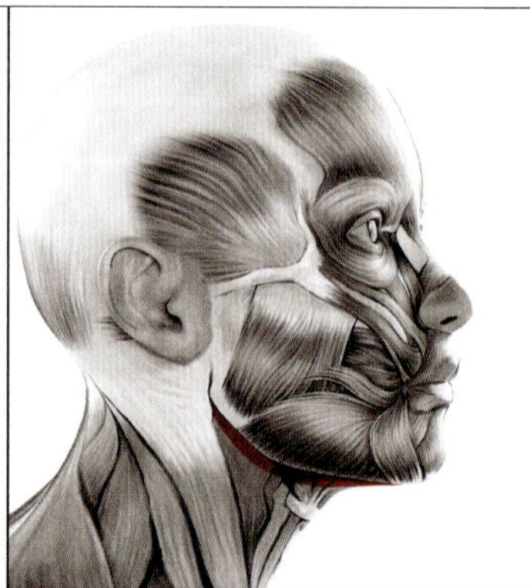

M. digastricus
(zweibäuchiger Muskel)

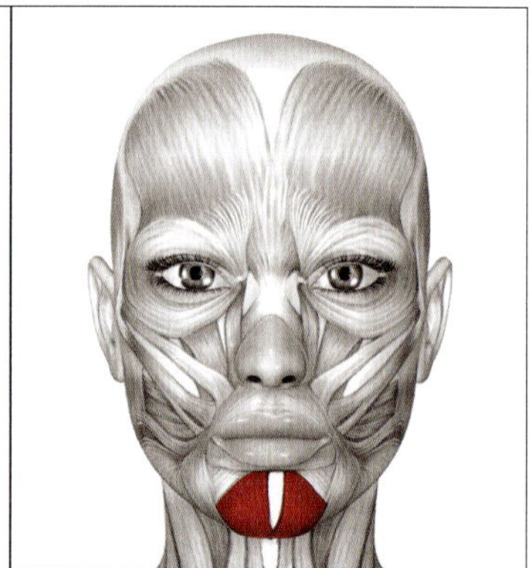

M. mentalis
(Kinnmuskel)

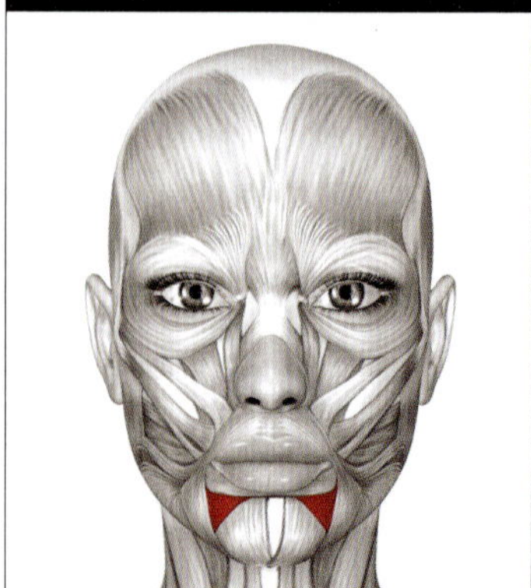

M. depressor labii inferioris
(Unterlippensenker)

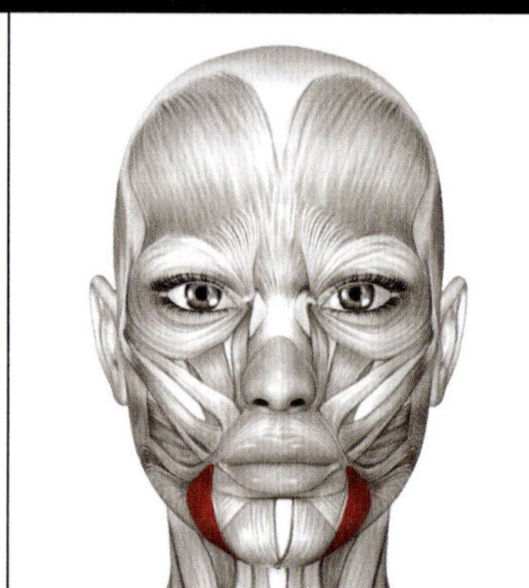

M. depressor anguli oris
(Mundwinkelsenker)

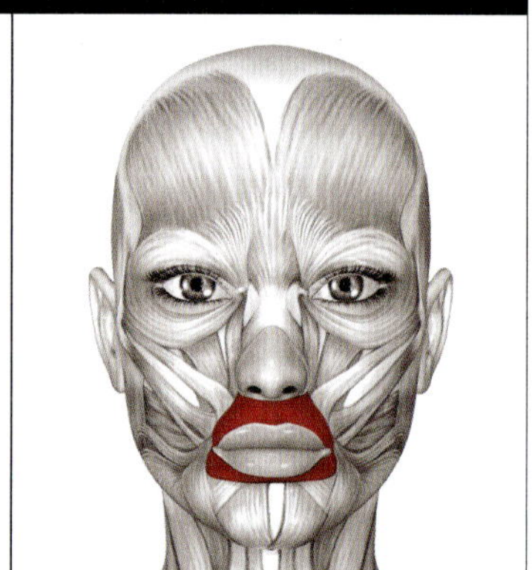

M. orbicularis oris
(Mundringmuskel)

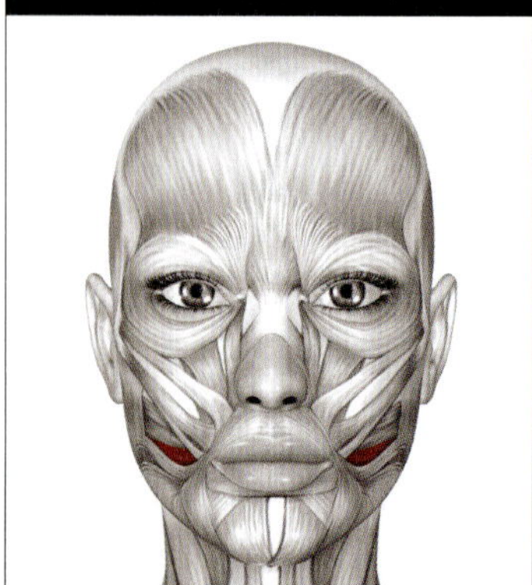

M. risorius
(Lachmuskel)

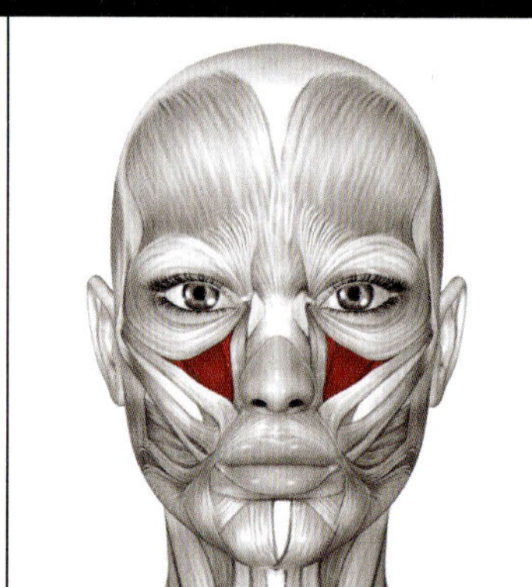

M. levator anguli oris
(Mundwinkelheber)

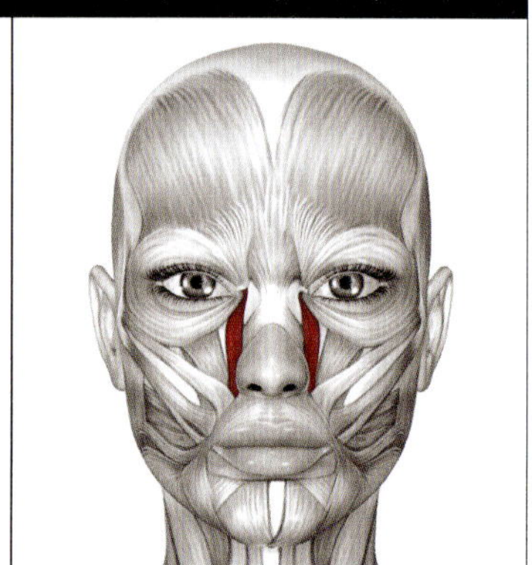

M. levator labii superioris alaeque nasi
(Oberlippen- und Nasenflügelheber)

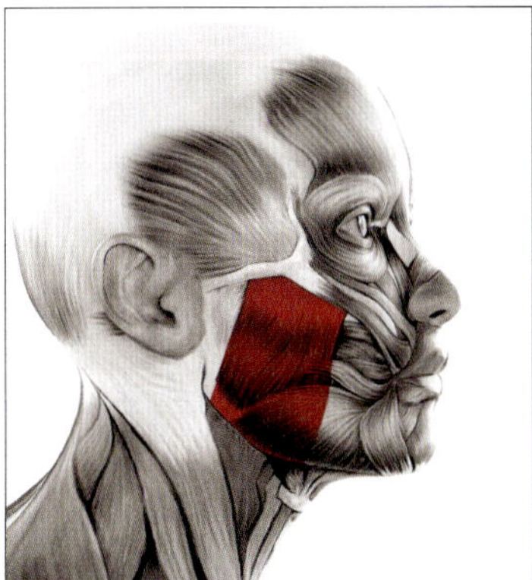

M. masseter
(Kaumuskel)

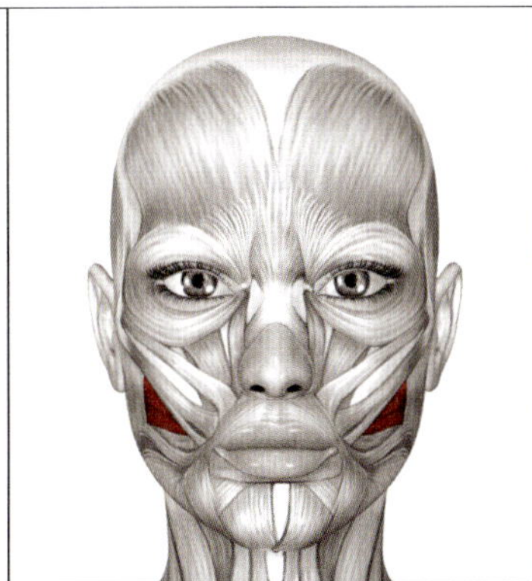

M. buccinator
(Wangenmuskel)

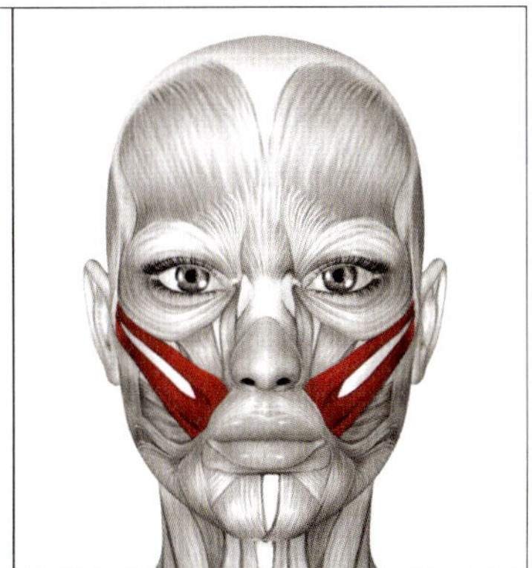

M. zygomaticus
(Jochbeinmuskel)

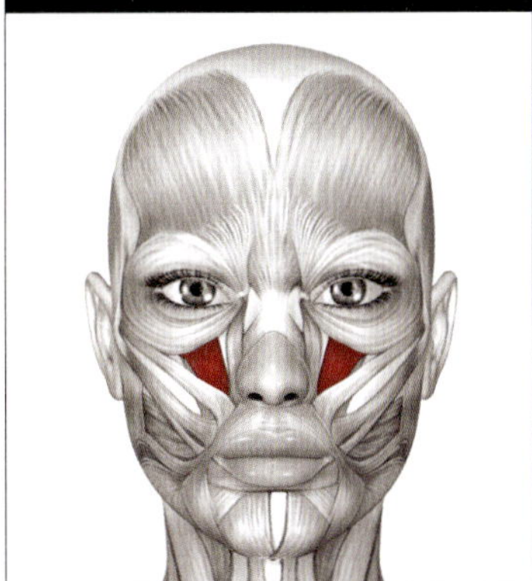

M. levator labii superioris
(Oberlippenheber)

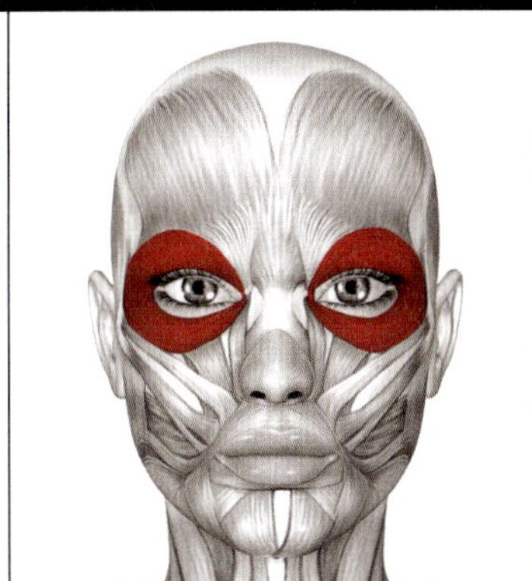

M. orbicularis oculi
(Augenringmuskel)

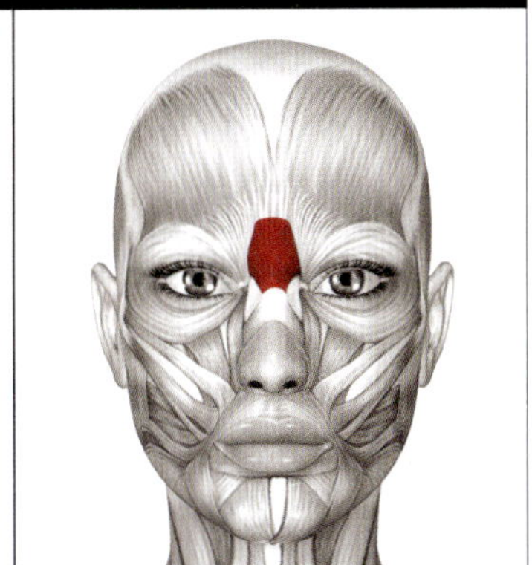

M. procerus
(schlanker Muskel)

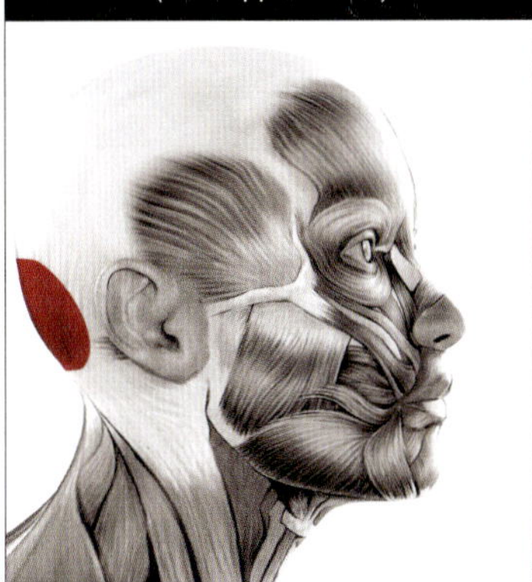

M. occipitalis
(Hinterhauptsmuskel)

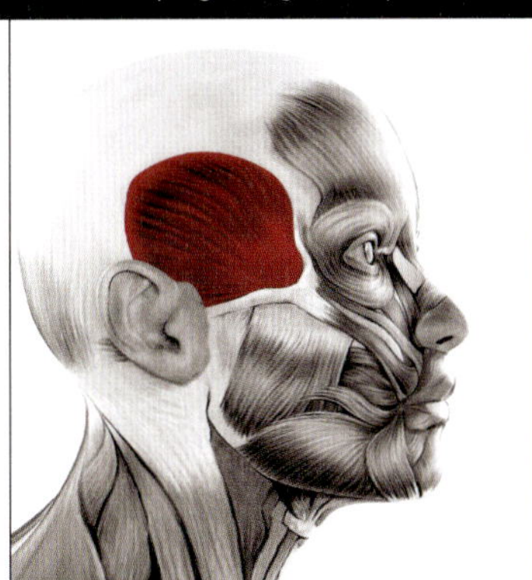

M. temporalis
(Schläfenmuskel)

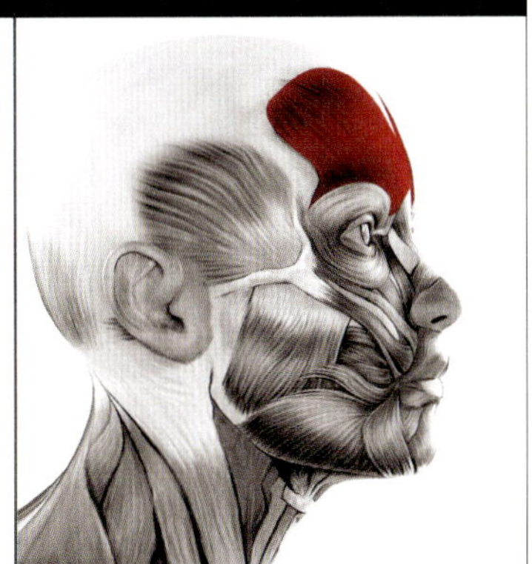

M. frontalis
(Stirnmuskel)

Die beim Beauty-Face-Yoga trainierten Muskeln lassen sich in drei Gruppen unterteilen.

Die Muskeln der **unteren Gesichtspartie** sind sehr wichtig, da sie dem Gesicht seine ovale Form verleihen. In diesem Bereich sind die Folgen der Hautalterung in der Regel zuerst sichtbar. Die hier wichtigsten Muskeln sind das Platysma – die Hautmuskelplatte des Halses, die bis zu den Brustmuskeln reicht –, der Musculus digastricus, ein kräftiger zweibäuchiger Muskel, der unter dem Kinn ein regelrechtes Band bildet, sowie die Kau- und Wangenmuskeln (Musculus masseter und Musculus buccinator).

➡ Durch das Training der unteren Gesichtsmuskeln werden die Gesichtszüge gehoben, das Kinn wirkt schmaler, die Wangen tiefer, die Lippen voller und die Haut am Hals wird straffer.

Die Muskeln der **mittleren Gesichtspartie** sind vor allem für die Mimik, also den Gesichtsausdruck, und die Gesichtsform verantwortlich, die bei jeder Person anders sind. Unabhängig davon, ob ein Gesicht oval, rund, dreieckig oder diamantförmig ist, hängt seine Form größtenteils von den kleinen und großen Jochbeinmuskeln (Musculi zygomatici) ab. Diese schrägen, bandförmigen Muskeln verlaufen von den Wangenknochen bis zu den Mundwinkeln und tragen zur Harmonie und Struktur des Gesichts bei.

➡ Das Muskeltraining der mittleren Gesichtspartie verbessert die Struktur des Gesichts, hebt die Wangenknochen hervor, rundet die Wangenpartie ab und mindert oder verhindert Krähenfüße und Nasolabialfalten.

Bei den Muskeln der **oberen Gesichtspartie** handelt es sich um große, flache Muskeln, die eng an der Schädeldecke anliegen. Sie sind mit der Kopfhaut verbunden und umhüllen die Schädelknochen. Zu den wichtigsten zählen der Schläfen- und der Stirnmuskel, die den oberen Teil des Gesichts straffen. Die Augenringmuskeln, der Musculus procerus oder schlanker Muskel und die Augenbrauenrunzler sind ihrerseits für die Straffung der Augenpartie zuständig.

➡ Das Training der oberen Gesichtspartie strafft die Augenlider, verhindert tiefe Falten zwischen den Augenbrauen wie die berühmte Zornesfalte und glättet die Haut an Stirn und Schläfen, was für die Spannkraft aller Gesichtszüge wichtig ist.

Die Zellerneuerung anregen

Mit 50 Jahren erneuert sich die Haut aufgrund von Alter, Schwerkraft und niedrigeren Hormonspiegeln nur noch halb so schnell wie mit 20. Da sie von dem darunterliegenden Gewebe weniger gut durchblutet wird, verliert sie an Elastizität, wird dünner und regeneriert sich nicht mehr so gut. Stattdessen neigt sie dazu, faltig und schlaff zu werden.

Beim Beauty-Face-Yoga werden die Hautmuskeln des Gesichts aktiviert, wodurch die Haut ihre Festigkeit zurückgewinnt und das Herabsinken des Gewebes behoben wird.

Neben der Wirkung auf das Volumen und die Spannkraft der Muskelfasern verbessert die Gesichtsgymnastik auch die Durchblutung unter der Haut, was zur wichtigen Erneuerung der Zellen und einer erhöhten Kollagenproduktion führt. Durch die Zellerneuerung werden die altersbedingten Linien und Falten aufgefüllt, sodass die Haut wieder glatter und geschmeidig aussieht. Zudem erscheint eine besser durchblutete und mit mehr Sauerstoff versorgte Haut rosiger und ebenmäßiger. Wenn sie gut genährt und mit Feuchtigkeit versorgt ist, neigt sie auch weniger zu Trockenheit oder dazu, fettig zu sein.

ZWEITER TEIL

Wie funktioniert Beauty-Face-Yoga?

DIE WIRKUNG DER ÜBUNGEN AUF DIE HAUTSTRUKTUR

Die Haut besteht aus zwei Billionen Zellen und ist das wichtigste Organ des menschlichen Körpers. Dank ihrer Größe, Regenerationsfähigkeit, Geschmeidigkeit und Elastizität – zum Beispiel deutlich während der Schwangerschaft – ist sie einerseits sehr widerstandsfähig, andererseits kann sie aber auch sehr empfindlich reagieren, da sie zum Austrocknen neigt und sich hormonelle Schwankungen, Muskelschwund sowie schädliche äußere Einflüsse wie Sonneneinstrahlung an ihrem Erscheinungsbild ablesen lassen. Auch mangelnde Hygiene oder Alkohol- und Tabakkonsum hinterlassen ihre Spuren an der Haut.

Wie alle anderen Organe ist auch die Haut vom Alterungsprozess betroffen. Die Zellalterung ist auf das vermehrte Auftreten freier Radikale zurückzuführen. Diese Moleküle sind für die Zellmembran auf allen Ebenen schädlich und behindern in den verschiedenen Hautschichten den Prozess der Zellerneuerung.

Die Haut besteht aus drei Schichten: der Oberhaut (Epidermis), der Lederhaut (Dermis) und der Unterhaut (Subcutis). Der Zustand dieser Schichten wirkt sich direkt auf das Aussehen des Gesichts aus. Verändert sich eine von ihnen, können die Zeichen der Zeit auf der Haut schneller sichtbar werden.

Die **Oberhaut** (Epidermis) ist die obere Schicht, also die Oberfläche der Haut. Sie besteht hauptsächlich aus Keratinozyten, Zellen, die sich schnell erneuern und der Haut ihre wasserundurchlässigen und schützenden Eigenschaften verleihen. Keratinozyten sterben an der Hautoberfläche ab, indem sie sich abschuppen und eine Hornschicht bilden, die je nach Körperregion unterschiedlich dick sein kann (an den Fußsohlen ist sie zum Beispiel dicker als an den Augenlidern).

➡ Im Laufe der Zeit erneuern sich die Hautzellen langsamer und die Haut wird trockener. Die Alterung der Oberhaut ist die Ursache für die Entstehung von Falten.

Die **Lederhaut** (Dermis) ist ein gut durchblutetes Bindegewebe, das mit vielen Kollagen- und Elastinfasern durchsetzt ist und eine her-

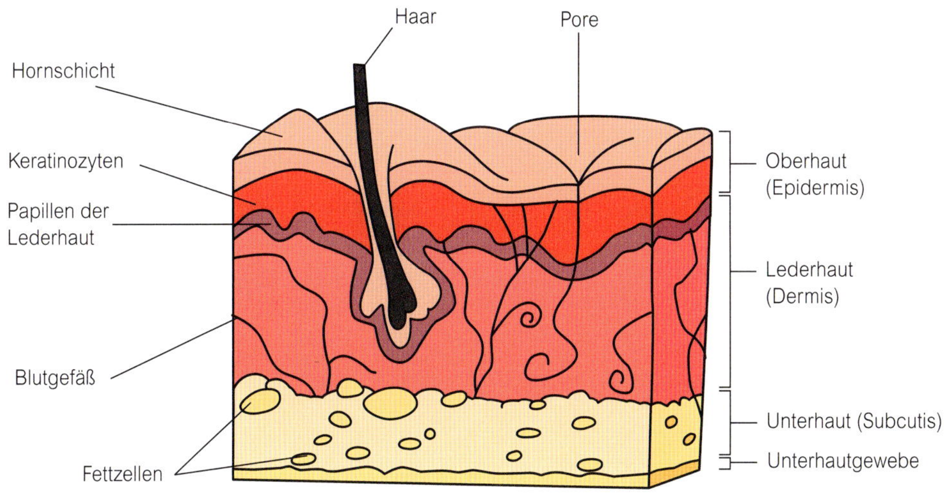

Querschnitt der Haut

vorragende Unterlage für die Epidermis bildet. Die Kollagenfasern verleihen dem Gewebe seine Form und Festigkeit und ermöglichen die Zellerneuerung. Dank der Elastinfasern findet die Haut nach einer Dehnung wieder in ihre ursprüngliche Form zurück. In der Lederhaut befinden sich auch Nervenenden, die es uns ermöglichen, Berührungen, Kälte, Wärme und Schmerz zu spüren.

➡ Mit der Zeit nehmen die Produktion und die Qualität der Elastinfasern ab. Die Kollagenbildung sinkt und die Fasern werden lockerer, weshalb sie nicht mehr ihre Funktion als Bindeglied zwischen den Zellen erfüllen. Die Lederhaut wird dünner und die Haut verliert an Elastizität.

Die **Unterhaut** (Subcutis) ist die tiefste Hautschicht, die zwar dünner als die Lederhaut, aber dafür besser durchblutet ist. Dort befinden sich auch die Fettzellen, die für Cellulite verantwortlich sind. Die Unterhaut dient als Schnittstelle zwischen der Lederhaut und beweglichen Strukturen wie Muskeln und Sehnen.

➡ Mit der Zeit verlieren die darunterliegenden Muskeln ihre Spannkraft und können ihre Funktion, die Haut zu straffen und ihre Durchblutung anzuregen, nicht mehr so gut erfüllen.

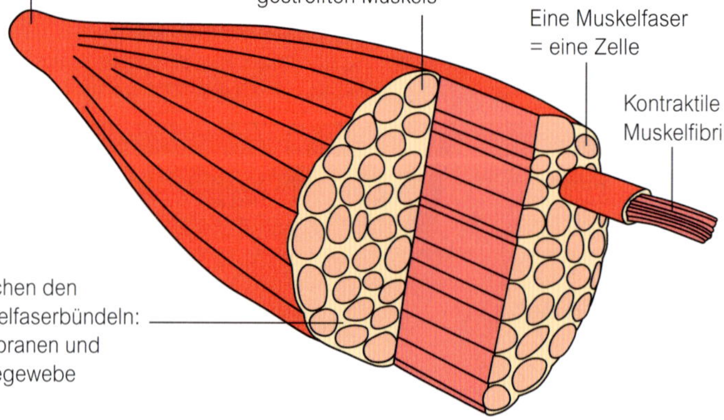

Querschnitt des quer gestreiften Muskels

Die Haut spiegelt größtenteils das wider, was im Inneren des Körpers vor sich geht. Ihr Zustand hängt von den verschiedenen Systemen ab, die für ihre Durchblutung, Feuchtigkeitsversorgung und Erneuerung zuständig sind. Das komplex aufgebaute Muskelgewebe ist maßgeblich an diesen Funktionen beteiligt. Die quer gestreiften Muskeln liegen direkt unter der Unterhaut und bestehen aus Muskelfaserbündeln. Sie werden durch Scheidewände des Bindegewebes voneinander getrennt, welches von zahlreichen Blutgefäßen durchzogen wird. Dieses Bindegewebe, das in allen Organen reichlich vorhanden ist, spielt bei der Zellerneuerung eine entscheidende Rolle. Es besteht hauptsächlich aus Kollagen- und Elastinfasern, die sowohl den Muskeln als auch der Haut Geschmeidigkeit und Spannkraft verleihen.

Im Laufe der Jahre führen die »Feinde« der Zellen immer mehr Angriffe durch. Zu den schlimmsten gehören die freien Radikale. Diese kleinen, instabilen Moleküle sind überaus schädlich für das Gewebe. Sie entstehen, indem sie gesunden Zellen ein Elektron entziehen – ein Vorgang, der »Oxidation« genannt wird. Die Hauptursachen für diesen Prozess sind Umweltverschmutzung, Stress, Rauchen, UV-Strahlen und schlechte Ernährung.

Um sich gegen freie Radikale zu wehren und die Zellerneuerung aufrechtzuerhalten, verfügt der Körper zum Glück über Antioxidantien. Manche werden auf natürliche Weise hergestellt, doch ihre Zufuhr erfolgt hauptsächlich über die Ernährung und ist für die Selbstheilungskräfte des Körpers von großer Bedeutung. Die wichtigsten Antioxidantien sind die Vitamine A, C und E sowie Omega-3- und 6-Fettsäuren.

Vitamin A findet man hauptsächlich in Milchprodukten, Eiern und der Leber sowie in betacarotinhaltigem Obst und Gemüse. Es fördert das Wachstum der Hautzellen, unterstützt ihre Feuchtigkeitsversorgung und regt die Melaninproduktion an, was der Haut einen strahlenden Teint verleiht und sie vor UV-Strahlen schützt. Zusammen mit Vitamin C trägt es zur Kollagensynthese bei, wodurch die Haut gestrafft wird.

Vitamin C, das Hautvitamin schlechthin, ist für die Kollagenbildung unerlässlich. Es ist vor allem in Obst und Gemüse zu finden.

Vitamin E unterstützt die Haut im Kampf gegen schädliche Umwelteinflüsse wie UV-Strahlen und kommt in Samen, Nüssen und pflanzlichen Ölen vor. In Verbindung mit Vitamin C kann es die Hautalterung verlangsamen. Es ist in vielen Cremes enthalten, da sein Molekül die Hautbarriere durchdringt. Dieses Vitamin ist für seine Anti-Falten-Wirkung bekannt.

Omega-3 und -6 sind essenzielle Fettsäuren, die nur über die Ernährung aufgenommen werden können. Sie sind unerlässlich für die Hydratisierung und die Geschmeidigkeit der Haut und tragen zur Sauerstoffversorgung der Blutgefäße bei. Sie sind in Nüssen, Fleisch und einigen Fischsorten enthalten.

Wenn der Körper über genügend antioxidative Substanzen verfügt, kommt es zu einer vermehrten Zellreparatur und -erneuerung. Dieser Vorgang wirkt sich auf das gesamte Körpergewebe aus. In Bezug auf die Haut und die darunterliegenden Muskeln führt diese Regenerationsfähigkeit unter anderem zu einer erhöhten Kollagen- und Elastinproduktion. Je gesünder und regenerationsfähiger das Körpergewebe ist, desto wirkungsvoller lassen sich die Muskelzellen durch Beauty-Face-Yogaübungen stimulieren!

Anders gesagt: Eine gut ausgebildete Gesichtsmuskulatur ist die Grundlage für eine feste, straffe und gesunde Gesichtshaut. Wer das Aussehen des Gesichts beeinflussen möchte, sollte daher auf dieser Ebene ansetzen. Durch Face-Yoga wird Gewebe aufgebaut und besser durchblutet – ein positiver Effekt, der in allen Schichten spürbar ist, von der Unter- bis zur Oberhaut.

Gesichtscremes

Unabhängig vom Hauttyp (Mischhaut, fettige oder trockene Haut) wirkt sich der unvermeidliche Alterungsprozess lebenswichtiger Organe zwangsläufig auch auf die Gesundheit der Haut aus. Schädliches Cholesterin verstopft die Arterien, sodass diese sich verengen und verhärten. Fast überall im Körper sterben Zellen wegen Sauerstoffmangels ab. Die Produktion von Hormonen sinkt, auch jener, die die Zellerneuerung vorantreiben (DHEA, Melatonin), was eine Verminderung der Zell-, Gewebe- und Organfunktionen zur Folge hat.

Wird die Haut gut gepflegt, ist sie besser gegen schädliche Umwelteinflüsse und Alterserscheinungen geschützt. Bei allen Hauttypen kommt es auf eine gute Feuchtigkeitsversorgung an, um die Qualität der Haut zu erhalten. Pflegecremes können den Schutz der Haut verbessern, indem sie ihren Feuchtigkeitsgehalt erhöhen oder die Lipidbarriere wieder aufbauen. Diese Cremes, die aus einer Mischung aus Wasser, Fetten und Wirkstoffen wie Vitaminen und Spurenelementen bestehen, tragen zu einem gesunden, strahlenden Hautbild bei.

Für Cremes, die die Hautbarriere durchdringen können, gibt es ein spezielles Verfahren. Ihre Wirksamkeit muss im Labor und anschließend in klinischen Studien am Menschen nachgewiesen werden. Diese rezeptpflichtigen Produkte werden von Hautärzten verschrieben.

Die meisten Cremes wirken auf die Oberfläche der Haut ein. Sie nähren sie, versorgen sie mit Feuchtigkeit und fördern die Abschuppung abgestorbener Zellen (Keratinozyten). Einige wirken wie ein oberflächliches Peeling und haben einen mehr oder weniger sofortigen oder lang anhaltenden Glättungseffekt. Indem diese Cremes die Kapillargefäße stimulieren, die die Oberfläche der Oberhaut versorgen, geben sie der Haut ihren Glow und ihre Geschmeidigkeit zurück.

Hautgesundheit und gesunde Lebensweise

Face-Yoga spielt eine wichtige Rolle bei der Erhaltung des gesunden Gesichtsgewebes, doch es sind noch andere Faktoren zu berücksichtigen. Man sollte einen Hormonmangel (zum Beispiel einen Östrogenmangel) ausgleichen oder reduzieren, alles vermeiden, was zu einer Vermehrung freier Radikale führt (beispielsweise Sonne, Alkohol, Stress), und außerdem ist es zu empfehlen, regelmäßig und ausreichend zu schlafen und sich gesund zu ernähren. All dies trägt zur Gesundheit und Erneuerung des gesamten Gewebes bei, einschließlich des Hautgewebes. Nur in Kombination mit diesen Maßnahmen kann Face-Yoga seine ganze Wirkung entfalten.

DRITTER TEIL

Beauty-Face-Yoga – das Programm

HÄUFIGKEIT UND PRAXIS VON FACE-YOGA

Ich werde häufig gefragt: »Wie oft soll ich die Übungen machen?« Es ist nicht leicht, darauf zu antworten, da dies bei jeder Person anders ist. Die ideale Trainingsfrequenz hängt vom Alter, von der Gesichtsstruktur, den Lebensgewohnheiten wie zum Beispiel Sonnenaussetzung, Verwendung von Pflegecremes, Rauchen et cetera, der DNA und der Hormonfunktion ab. Tatsächlich wirken sich all diese Faktoren auf den Muskeltonus im Gesicht aus.

Um herauszufinden, welche Übungen am besten für Sie geeignet sind, ist es zunächst einmal ratsam, den Zustand Ihrer Gesichtsmuskulatur zu überprüfen.

Der Schwerkrafttest

Dafür empfehle ich immer den »Schwerkrafttest«, der leicht auszuführen ist und viel über den Zustand der Gesichtsmuskeln aussagt. Legen Sie dafür einen Spiegel flach vor sich, zum Beispiel auf einen Tisch. Neigen Sie den Kopf um 90 Grad, sodass sich Ihr Gesicht parallel zum Spiegel befindet, und beobachten Sie sich in dieser Position.

- ➡ Wenn das gesamte Gesicht nach unten abzusacken scheint, ist es an der Zeit, alle Gesichtsgymnastikübungen anzugehen.
- ➡ Wenn das Gesicht nur an bestimmten Stellen wie den Wangen oder unter den Augen absackt, können Sie auf das Allround-Programm verzichten. Konzentrieren Sie sich lieber auf die spezifischen Übungen für die jeweiligen Problemstellen.

Das Alter

Auch wenn das Alter nicht das präziseste Kriterium ist, um die Trainingshäufigkeit festzulegen, kann es Ihnen bei der Auswertung des Schwerkrafttests helfen. Im Folgenden finden Sie die drei häufigsten Fälle in den verschiedenen Altersgruppen:

Unter 40: Normalerweise bereiten nur bestimmte Gesichtspartien Probleme, zum Beispiel die Augenkonturen, wenn frühzeitig leichte Krähenfüße oder Falten zwischen den Augenbrauen auftreten.

➡ In diesem Fall besteht das Trainingsziel darin, jene Übungen durchzuführen, die speziell auf die betroffenen Gesichtspartien abzielen.

Um die 40: Häufig beginnt der gesamte Muskeltonus nachzulassen.

➡ Die Praxis darf gerne etwas regelmäßiger sein und die Übungen sollten auf alle erschlafften Bereiche abzielen.

Ab 45 oder den ersten Anzeichen der Wechseljahre: Das Gewebe beginnt schneller zu altern.

➡ Nun empfiehlt sich ein umfassenderes, nachhaltigeres und regelmäßigeres Training, um den Muskelfasern die verlorene Spannkraft zurückzugeben und sie in Form zu bringen.

Das Programm

Das Gesichtsmuskeltraining ist keine Wissenschaft, ebenso wenig beruht die damit verbundene Trainingsfrequenz auf wissenschaftlichen Erkenntnissen. Die Faktoren, die den Zustand der Muskeln beeinflussen, sind auch für die Wirksamkeit der Übungen von Bedeutung. In manchen Gesichtern zeigen sich die positiven Effekte der Übungen nach wenigen Tagen, in anderen hingegen erst nach einem längeren Zeitraum. Die drei folgenden Programme können Ihnen als Leitfaden dienen. Allerdings sollten Sie sich die Zeit nehmen, Ihr Gesicht zu analysieren und die Wirkung der Trainingseinheiten zu überprüfen. Natürlich können Sie die Praxis auch an Ihre individuelle Lebenslage und Ihre eigenen Erwartungen anpassen. Die Übungen können Muskelkater auslösen. Wenn Sie während des Trainings oder danach schwer auszuhaltende Schmerzen spüren, sollten Sie die Übungen unterbrechen und die Abstände zwischen den Trainingseinheiten vergrößern.

Alter	Zustand der Haut	Programm und Trainingsfrequenz
Unter 40 Jahren	Frühzeitiges Auftreten von Krähenfüßen, Falten rund um die Augen oder auf der Stirn etc.	*Gezieltes Training.* Über 10 Tage hinweg alle 2 Tage ein 5-minütiges Training der erschlafften Bereiche. *Zur Erhaltung des Ergebnisses:* eine Trainingseinheit pro Woche für dieselben Bereiche oder nach Bedarf.
Um die 40 Jahre	Auftreten richtiger Falten und Erschlaffung der Gesichtskonturen, v. a. des Ovals.	*Moderates Training.* Über 14 Tage hinweg alle 2 Tage alle Problemzonen trainieren. *Zur Erhaltung des Ergebnisses:* 1- bis 2-mal pro Woche dieselben Bereiche trainieren oder nach Bedarf.
Ab 45 Jahren (vor und während der Wechseljahre)	Absacken der Muskeln von den Gesichtsknochen, generelle Erschlaffung und tiefe Falten.	*Intensives Training.* Über 14 Tage hinweg jeden Tag ein mindestens 10-minütiges Allround-Training für das gesamte Gesicht. *Zur Erhaltung des Ergebnisses:* 1 bis 2 Trainingseinheiten pro Woche, je nach Bedarf.

EIN PAAR TIPPS

Bevor Sie mit den Übungen beginnen, sollten Sie auf eine korrekte Körperhaltung achten. Nehmen Sie die Haltung ein, in der Sie sich zum Ausführen der Übungen am wohlsten fühlen – sei es im Stehen, im Sitzen oder im Liegen. Achten Sie nur darauf, den Kopf in der Verlängerung der Wirbelsäule zu halten. Um die zu trainierende Gesichtspartie besser zu sehen, können Sie sich auch vor einem Spiegel positionieren.

Zu Beginn ist es ratsam, die Übungen 10-mal hintereinander auszuführen. Nach mehreren Wiederholungen werden Sie ein Gefühl für das Muskeltraining entwickeln. So können Sie sich nach und nach mit jeder Übung vertraut machen. Diese erste Phase ist sehr wichtig, da Ihre Muskeln nun ihre verlorene Spannkraft zurückerhalten.

Sobald Sie die Technik gut beherrschen, brauchen Sie die Wiederholungen nicht mehr zu zählen. Führen Sie die Übungen einfach so lange durch, bis Sie spüren, dass sich der Muskel erwärmt – der beste Indikator für die Wirksamkeit des Trainings. Sie brauchen nun wahrscheinlich keinen Spiegel mehr und können die Übungen überall durchführen, zum Beispiel auch auf einer längeren Autofahrt.

Bei manchen Übungen können Sie – unabhängig von Ihrer Erfahrung – mit den Fingerspitzen arbeiten. Indem Sie auf den zu trainierenden Bereich drücken, lässt sich manchmal verhindern, dass sich die Haut in Falten legt. Zudem können Sie mit den Fingern besser die Muskeln spüren, die subtil unter der Haut arbeiten. So oder so können Sie darauf vertrauen, dass die Finger die richtige Ausführung der Übung nicht beeinträchtigen. Achten Sie jedoch darauf, dass die Bewegungen nicht von den Fingern, sondern von den sich zusammenziehenden Gesichtsmuskeln ausgelöst werden.

Je nachdem, wie gut die mimische Muskulatur in Form ist, werden Sie relativ schnell, manchmal schon nach wenigen Trainingseinheiten, die positive Wirkung auf die Gesichtshaut spüren und sehen. Wenn die Muskeln nicht allzu erschlafft sind, reagieren Gesichter mit einem markanten Knochenbau stärker auf das Muskeltraining und zeigen schneller Veränderungen. Mitunter kann es sogar zu richtigen Muskelkrämpfen kommen.

Wenn sich zu starke Schmerzen und sehr unangenehme Empfindungen einstellen, empfehle ich, das Programm vorübergehend auszusetzen und die Abstände zwischen den Trainingseinheiten zu verlängern. Falls krampfartige Muskelverspannungen auftreten, die jedoch nicht andauern, besteht kein Anlass zur Sorge: Sie deuten darauf hin, dass sich die Muskeln erneut anspannen. Vielleicht kommt es an den Tagen nach den ersten Trainingseinheiten zu leichten Muskelkrämpfen. Das bedeutet, dass Ihre Gesichtsmuskeln auf das Programm ansprechen und aufbauen.

Je nach Übung und Muskelkraft können Sie zwischen folgenden beiden Methoden wählen:

- *Aufpumpen* – eine wirksame Methode, um schlaffen Muskeln mehr Spannkraft und Volumen zu verleihen. Stellen Sie sich hierfür einen Gewichtheber vor, der seine Hantel schnell und pausenlos bewegt. Der Muskel arbeitet, indem er sich zusammenzieht, und gewinnt mit der Zeit an Volumen und Dichte. Wiederholen Sie jede Übung 10-mal.
- *Kontraktion* – eine Methode, die sich vor allem für Gesichter eignet, die vorsichtig trainiert werden sollten. Arbeiten Sie in diesem Fall mit Anspannung und versuchen Sie vor allem, die Muskelfasern so weit wie möglich zu dehnen. Halten Sie die Spannung 3 Sekunden lang und lassen Sie dann los. Wiederholen Sie jede Übung 5- bis 10-mal.

Für das an die verschiedenen Gesichtsformen angepasste Training gelten dieselben Trainingsfrequenzen und Tipps. Bevor wir jedoch ins Detail gehen, sollten Sie herausfinden, welche Gesichtsform Sie haben. Im folgenden Teil erfahren Sie mehr darüber, wie Sie Ihre Gesichtsform richtig bestimmen.

VIERTER TEIL

Beauty-Face-Yoga für jede Gesichtsform

DIE GESICHTSFORMEN

Wer die eigene Gesichtsform kennt, kann die richtigen Übungen auswählen, um die Bereiche zu korrigieren, die sich verändert haben oder ungleichmäßig sind.

Das Streben nach der perfekten Form

Im Allgemeinen lassen sich Gesichter in verschiedene Grundformen unterteilen. Diese werden von einem geometrischen Rahmen definiert, der aus Kriterien wie Länge und Breite sowie Gleichmäßigkeit besteht.

Die Symmetrielinie ist eine vertikale Linie, die vom oberen Ende der Stirn (Haaransatz) zwischen den Augenbrauen, über den Nasenrücken und die Mitte der Lippen bis zum Kinn verläuft.

Das Gesicht wird in drei horizontale Partien unterteilt: vom Haaransatz bis zu den Augenbrauen (erstes Drittel), von den Augenbrauen bis zur Nasenspitze (zweites Drittel) und von der Nasenspitze bis zur unteren Linie des Kinns (drittes Drittel).

Man unterscheidet insgesamt zwischen fünf Gesichtsformen: oval, eckig, rund, lang und dreieckig, wobei letztere Kategorie in ein umgekehrtes und ein nach oben zeigendes Dreieck unterteilt wird.

Im Face-Yoga arbeiten wir der Einfachheit halber mit geometrischen Grundbegriffen wie Länge und Breite.

Die vertikale Ausrichtung mancher Gesichtsformen lässt sich in der Horizontalen ausgleichen, horizontale Bereiche lassen sich über vertikal wirkende Übungen in Form bringen; zum Beispiel sollte man versuchen, ein langes Gesicht zu verbreitern. Mithilfe dieses Konzepts können Sie die Übungen leichter verstehen und lernen und übrigens auch die Frisur finden, die am besten zu Ihnen passt.

Natürlich gibt es bei jeder dieser Gesichtsformen eigene Unterarten. (Das ist gerade das Interessante, da wir alle unterschiedlich sind.)

Da Sie nun die Grundbegriffe kennen, schauen Sie in den Spiegel und versuchen Sie herauszufinden, ob Ihre drei Gesichtspartien gleich lang und breit sind oder ob eine davon aus dem Rahmen fällt.

Sie sind sich bezüglich Ihrer Gesichtsform nicht sicher? Dann empfiehlt es sich, den folgenden Test zur Bestimmung der Gesichtsform durchzuführen. Auf den darauffolgenden Seiten können Sie die gesammelten Erkenntnisse weiter vertiefen.

Da wir unsere Gesichtszüge mithilfe von Face-Yoga verbessern wollen, sollten wir uns Fragen stellen wie:

- Ist meine Stirn länger, als sie breit ist?
- Sind meine Wangenknochen breiter als meine Schläfen?
- Ist mein Kinn spitz?

DER TEST

Wenn Sie sich aus der Nähe im Spiegel betrachten, teilen Sie Ihr Gesicht in drei horizontale Bereiche auf:

- vom Haaransatz bis zu den Augenbrauen,
- von den Augenbrauen bis zur Nasenspitze,
- von der Nasenspitze bis zum Kinn.

Stellen Sie sich eine Senkrechte in der Mitte Ihres Gesichts vor, die vom Haaransatz über Nasenrücken und Mund bis zum Kinn verläuft. Stellen Sie sich außerdem jeweils eine Linie auf beiden Seiten der Mittellinie vor, die von den Schläfen bis zum Unterkiefer verläuft.

Prüfen Sie anschließend folgende Merkmale:

1. Die Länge Ihres Gesichts

a Sie entspricht einem perfekten Oval.
b Eine oder zwei der drei Partien sind länger.
c Eine oder zwei der drei Partien sind kürzer.
d Die drei Partien sind fast gleich.

2. Die Breite Ihres Gesichts

a Sie ist proportional zur Länge.
b Sie ist deutlich schmaler, als Ihr Gesicht lang ist.
c Ein Drittel ist breiter als die anderen beiden Drittel.
d Der Kiefer ist genauso breit wie die Schläfen.

3. Ihre Wangenknochen

a Sie liegen auf einer sanft geschwungenen Linie, die von den Schläfen zum Kiefer verläuft.
b Sie sehen schmaler als die Schläfen aus.
c Sie sind breiter als die Schläfen.
d Sie sind genauso breit wie die Kieferknochen.

4. Ihre Wangen

a Sie sind eher rundlich.
b Sie sind flach.
c Sie sind pausbäckig.
d Sie sind breit.

5. Ihr Kinn

a Es ist sanft geschwungen und nicht sehr definiert.
b Es ist ziemlich spitz.
c Es ist rund.
d Es ist eckig.

Ergebnisse

Sie haben ein ovales Gesicht, wenn Sie hauptsächlich ⓐ angekreuzt haben.

Sie haben ein eckiges Gesicht, wenn Sie hauptsächlich ⓓ angekreuzt haben.

Sie haben ein rundes Gesicht, wenn Sie hauptsächlich ⓒ angekreuzt haben.

Sie haben ein langes Gesicht, wenn Sie hauptsächlich ⓑ angekreuzt haben.

Ihr Gesicht hat die Form eines nach oben zeigenden Dreiecks, wenn Sie ⓒ und ⓓ angekreuzt haben.

Ihr Gesicht hat die Form eines umgekehrten Dreiecks – die Spitze zeigt nach unten –, wenn Sie ⓑ und ⓒ angekreuzt haben.

Beachten Sie jedoch, dass Ihr Gesicht nicht unbedingt einer dieser Standardformen entsprechen muss und eine Kombination aus unterschiedlichen Formen sein kann. Stellen Sie sich zum Beispiel ein Gesicht mit einem markanten Kiefer (eckige Gesichtsform) und einer hohen Stirn (lange Gesichtsform) vor. Hier empfiehlt es sich, mithilfe eines Spiegels die dominierende Gesichtsform zu bestimmen, um die richtigen Übungen auszuwählen, die in diesem Fall empfehlenswert sind.

Nun sollten Sie mit der Form und den Feinheiten Ihres Gesichts vertraut sein. Diese Kenntnis ist eine wichtige Grundlage für das Training der Gesichtsmuskeln, die mit dem Alter an Kraft verlieren können.

Die Besonderheiten der einzelnen Gesichtsformen

Mit dem vorangehenden Test haben Sie Ihre Gesichtsform bestimmt. Davon ausgehend lernen Sie nun die Besonderheiten Ihrer Gesichtsform kennen und finden heraus, mit welchen Übungen Sie Ihre Gesichtszüge am besten wieder in Form bringen.

HABEN SIE EIN OVALES GESICHT?

Sie erfüllen alle Merkmale einer klassischen Schönheit. Den Zeichen der Zeit können Sie sehr gut entgegenwirken, auch wenn die Jahre nicht vollkommen spurlos an Ihnen vorbeigehen. In Bezug auf gleichmäßige, harmonische Züge ist Ihre Gesichtsform der Maßstab schlechthin.

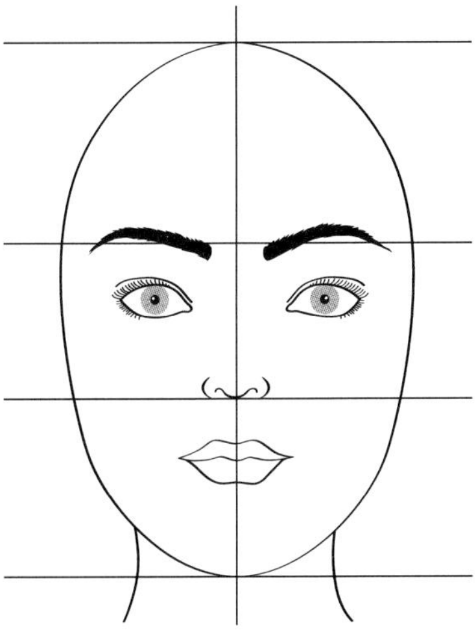

Merkmale

Diese Gesichtsform gilt als das »Standardgesicht«.

Es handelt sich um die gleichmäßigste Gesichtsform von allen: Wie der Test gezeigt hat, sind die drei horizontalen Drittel gleich hoch und das Gesicht ist in etwa halb so breit, wie es lang ist.

Diese Form ist sehr weiblich und gehört zu den meistverbreiteten.

- Die Stirn ist weder zu klein noch zu groß.
- Der Kiefer ist fein und zart.

Idealerweise sollten sich alle Gesichtsformen dem ovalen Gesicht so gut es geht annähern.

HABEN SIE EIN ECKIGES GESICHT?

Ein eckiges Gesicht deutet auf einen starken Charakter hin. Den Zeichen der Zeit können Sie gut entgegenwirken, vor allem wenn Sie darauf achten, Ihre Gesichtskonturen zu erhalten. Ihr Gesicht fängt das Licht besonders schön ein und ist in der Regel fotogen. Eine Variante dieser Form ist das sogenannte »Diamantgesicht«.

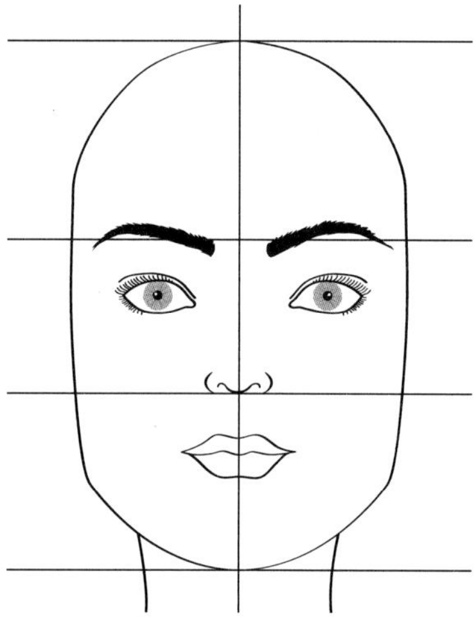

Merkmale

Es heißt, dieses Gesicht passe in ein Quadrat.

Im Gegensatz zum ovalen Gesicht verfügt es über einen markanten Knochenbau.

Die Gesichtsarchitektur besteht unter anderem aus kräftigen Kieferknochen.

Die geometrischen Linien dieser Form sind eher horizontal.

Wenn Sie sich noch nicht sicher sind, ob Sie ein eckiges Gesicht haben, stellen Sie sich folgende Fragen:

- Ist mein Gesicht so breit, wie zwei Drittel hoch sind?
- Sind meine Stirn, meine Wangenknochen und mein Kiefer gleich breit?

Wenn Ihre Antworten positiv ausfallen, gibt es keinen Zweifel daran: Sie haben ein eckiges Gesicht.

HABEN SIE EIN RUNDES GESICHT?

Ihr Gesicht strahlt etwas Sanftes, vielleicht sogar noch etwas Kindliches aus. Sie wirken auf den ersten Blick sympathisch. Waren Ihre Gesichtszüge in jungen Jahren weich, können sie im Alter schnell erschlaffen, und die Wechseljahre gehen häufig mit einer Gewichtszunahme einher. Führen Sie daher gezielt straffende Übungen aus und denken Sie daran, dass Ihre Gesichtszüge nicht ausreichend vom Knochenbau gestützt werden.

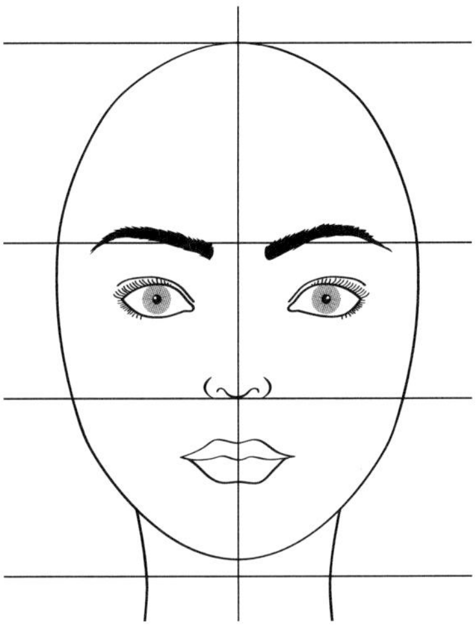

Merkmale

Diese Gesichtsform wirkt genauso breit, wie sie lang ist, auch wenn sie auf Höhe der – meist runden – Wangenknochen am breitesten ist.

- Für das runde Gesicht ist ein runder Kiefer charakteristisch.
- Stirn und Kiefer sind ungefähr gleich breit.
- Die Kinnpartie kann kurz wirken.
- Der Hals ist in der Regel breiter.
- Diese Form entspricht der geometrischen Figur des Kreises.

HABEN SIE EIN LANGES GESICHT?

Sie sollten bei Ihren Gesichtskonturen besonders darauf achten, dass Sie ihnen eine breitere Form geben, und vor allem die Gesichtsmitte kräftigen. Vielleicht sind Sie schüchtern und introvertiert, aber Sie haben auf jeden Fall Charme, was auch an Ihrer zurückhaltenden, etwas geheimnisvollen Art liegt.

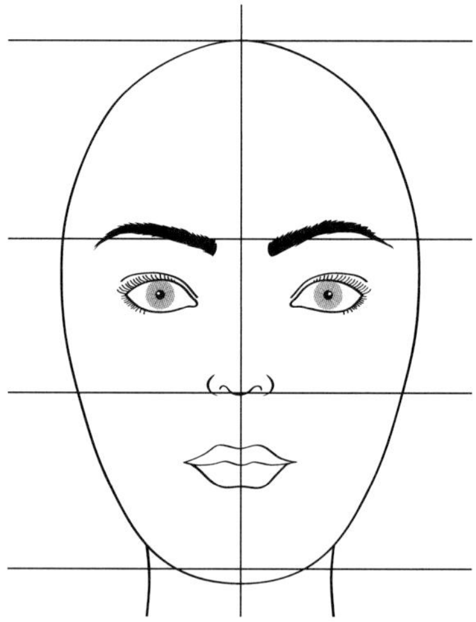

Merkmale

Das längliche Gesicht ist deutlich länger, als es breit ist.

Am längsten kann es in der mittleren Partie zwischen Nase und Augen, im Stirnbereich – zum Beispiel wegen eines hohen Haaransatzes – oder in der unteren Gesichtspartie sein.

Unabhängig davon, wo der längste Bereich liegt (oben, mittig oder unten), sind bei einem langen Gesicht die horizontalen Merkmale der Gesichtszüge zu betonen.

HABEN SIE EIN DREIECKIGES GESICHT?

Die beiden dreieckigen Gesichtstypen weisen die Besonderheit auf, dass die Gesichtszüge oben und unten jeweils genau entgegengesetzt sind. Den dreieckigen Gesichtstypen spricht man, je nachdem, ob das Dreieck mit der Spitze nach oben oder nach unten zeigt, entweder Handlungsorientierung oder Charme, aber auch Dynamik zu. Mithilfe gezielter Übungen kann eine Schwäche der Gesichtsmuskeln korrigiert werden.

Diese Gesichtsform kommt seltener vor als die ovale oder die runde.

Die dreieckigen Gesichtsformen gehen unweigerlich mit Merkmalen einher, die schon für manche der vorigen Gesichtsformen charakteristisch waren. So erinnert die Gesichtsform des umgekehrten Dreiecks mitunter an ein langes oder ein herzförmiges Gesicht, wohingegen die Form des nach oben zeigenden Dreiecks in der unteren Gesichtspartie einem eckigen oder birnenförmigen Gesicht ähneln kann.

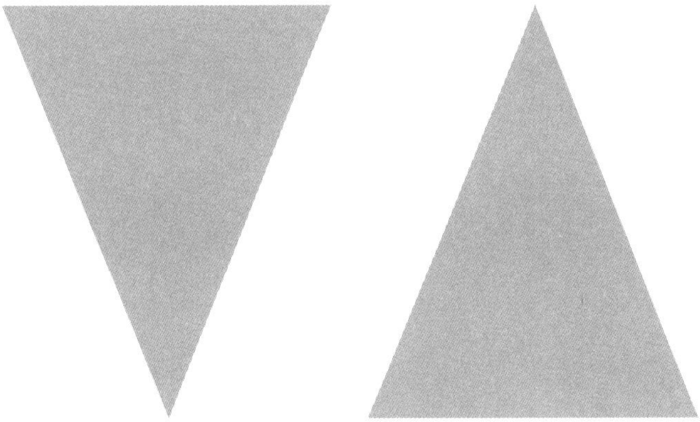

DAS UMGEKEHRTE DREIECK

Die Gesichtsform des umgekehrten Dreiecks (mit der Spitze nach unten) lässt auf einen gewissen Charme und Humor schließen. Personen mit dieser Gesichtsform besitzen häufig weiblich assoziierte Eigenschaften wie Sanftheit und Zartheit.

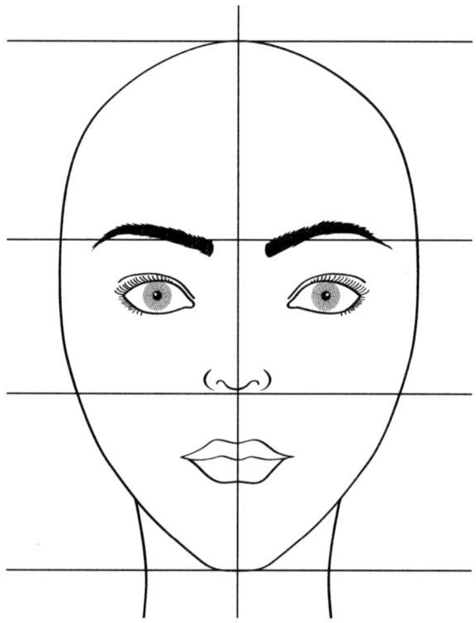

Merkmale

Die Gesichtsform des umgekehrten Dreiecks verfügt über eine hohe, breite und eher flache Stirn, die sanft zum Kinn hin abfällt.

➡ Der Kiefer ist schmal und das Kinn kann spitz aussehen.

Zu dieser Form gehört auch die Variante des herzförmigen Gesichts, das vor allem durch breite Wangenknochen herzförmig wirkt.

DAS NACH OBEN ZEIGENDE DREIECK

Diese Gesichtsform wird auch oft als »trapezförmig« bezeichnet, ist die seltenere und untypischere der beiden Dreieckformen und lässt auf eine entschlossene und zugleich umgängliche Art schließen. Personen mit dieser Gesichtsform sind oft mitteilsam und viel weniger schüchtern, als es den Anschein hat.

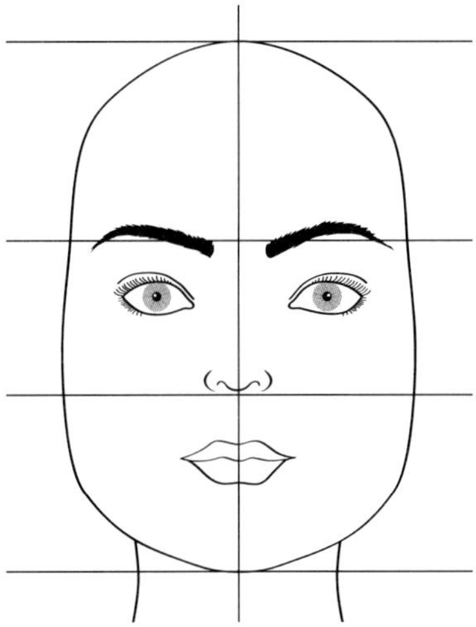

Merkmale

Die Konturen dieser Gesichtsform sind länger, als sie breit sind.

Auffällig ist, dass der Kiefer im Verhältnis zur Stirn sehr breit ist. Dies kann eher auf einen tiefer sitzenden Haaransatz zurückzuführen sein als auf eine genetische Veranlagung des Knochenbaus. In jedem Fall lässt sich diese ungleichmäßige Verteilung zwischen oberer und unterer Gesichtspartie optisch korrigieren.

- Die Kieferlinie ist gerade oder flach, ohne markantes Kinn.
- Die Stirn ist hoch, wesentlich schmaler als der untere Teil des Gesichts, und die Wangenknochen wirken flach.

Beachten Sie, dass das Muskeltraining für die Gesichtsformen des nach unten zeigenden und des nach oben zeigenden Dreiecks den Fokus auf genau die entgegengesetzten Gesichtspartien legt.

DIE BEDEUTUNG DES RAHMENS

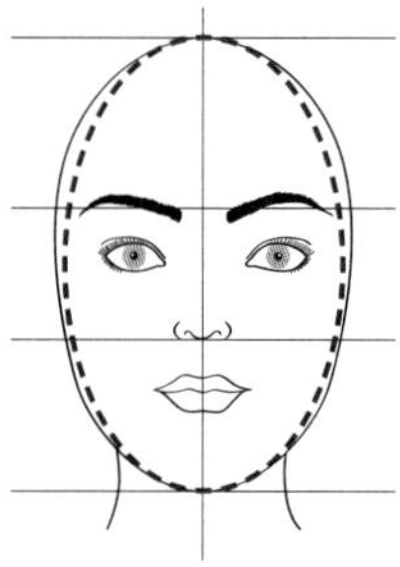

Das ovale Gesicht gilt, wie gesagt, als das Gesicht mit den perfekten Proportionen, da die drei horizontalen Drittel sehr gleichmäßig verteilt sind.

Passt das eigene Gesicht genau in diesen ovalen Rahmen, hat man die ideale Gesichtsform, das heißt, die horizontalen Drittel haben dieselben Proportionen und sind gleichmäßig entlang der Mittellinie verteilt, die von der Stirnmitte zwischen den Augenbrauen über die Nasenspitze und die Mitte der Lippen bis zur Kinnspitze verläuft. Diese Form entspricht dem Idealbild.

Fällt die eigene Gesichtsform in irgendeiner Weise aus diesem Rahmen heraus, hat man eine der anderen Gesichtsformen.

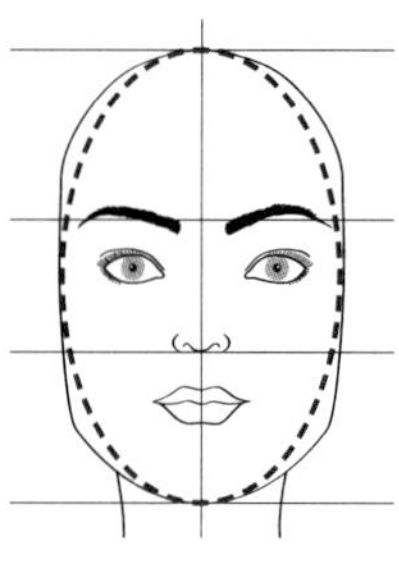

Beim eckigen Gesicht ist die geometrische Figur unverkennbar ein Rechteck. Daher fallen die Augenbrauenbögen, die Schläfen und die Kieferknochen aus dem ovalen Rahmen heraus, wobei die beiden Letzteren ungefähr auf derselben Senkrechten liegen. Oft entspricht die Breite des Gesichts zwei Dritteln seiner Länge.

Diese Form kennt als mögliche Variante das »diamantförmige« Gesicht. Es entsteht, wenn mit dem Alter die Schläfen einfallen, die Gesichtskonturen breiter werden und das Kinn absackt.

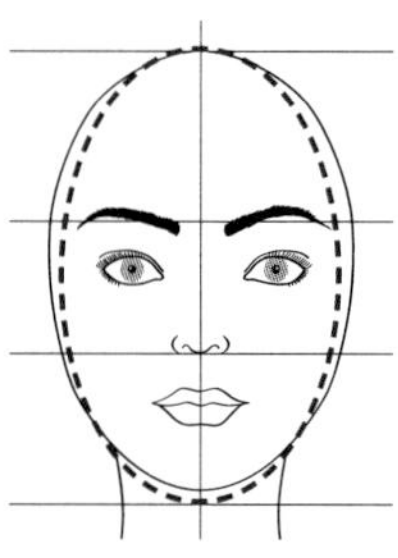

Bei einem runden Gesicht fallen die Wangen aus dem Rahmen. Außerdem ist eines der beiden anderen Drittel meist kürzer, in der Regel der Kinn-, manchmal aber auch der Stirnbereich.

Die geometrische Figur entspricht bei dieser Gesichtsform keinem Oval, sondern einem Kreis. Das runde Gesicht gibt es auch in der Variante des birnenförmigen Gesichts, vor allem wenn die untere Gesichtspartie mit der Zeit absinkt, der Muskeltonus des Kiefers nachlässt und die Schläfenmuskeln erschlaffen.

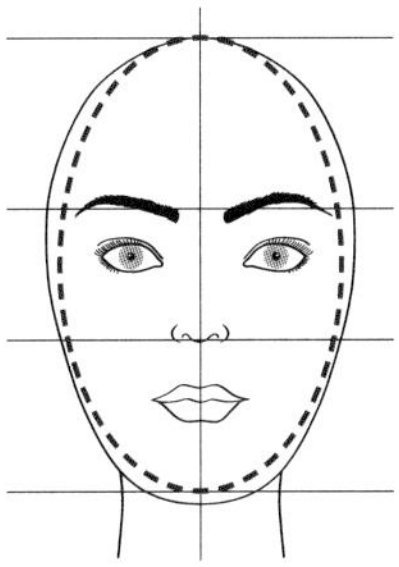

Beim langen Gesicht fällt eines der Drittel in vertikaler Richtung deutlich aus dem Rahmen. Dies kann sowohl auf die Stirn (hohe Stirn, hoher Haaransatz), die Wangen (großer Abstand zwischen Augen und Mund) als auch die Kinnpartie zutreffen. Im letzten Fall geht dies oft mit einem langen Hals und einer schönen Kopfhaltung einher.

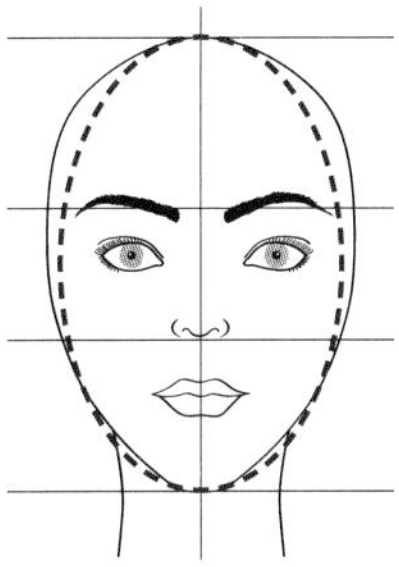

Die Gesichtsform des umgekehrten Dreiecks fällt vielleicht gar nicht aus dem Rahmen heraus. Allerdings ist die obere Gesichtspartie – Stirn und Schläfen – viel breiter als die untere. Da der untere Bereich dieser Gesichtsform deutlich schmaler ist, wird der Rahmen nicht vollständig ausgefüllt. Sind die Wangenknochen im Verhältnis zum unteren Drittel stärker ausgeprägt und damit breiter und das Kinn spitzer, wirkt das Gesicht herzförmig.

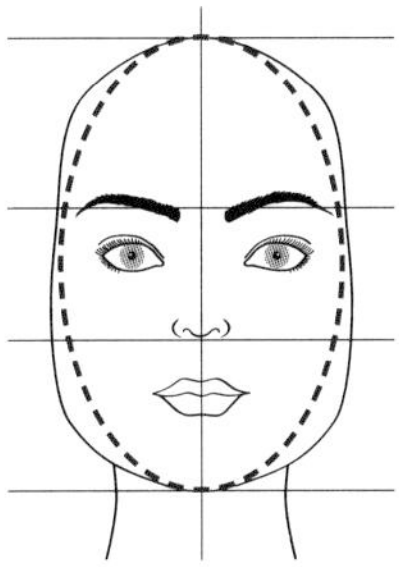

Die Gesichtsform des nach oben zeigenden Dreiecks verhält sich genau umgekehrt zu dem nach unten zeigenden Dreieck: Der untere Teil des Gesichts ist wesentlich breiter als die Stirn, die schmaler ist und fast spitz auf den Haaransatz zuläuft. Die untere Gesichtspartie ähnelt mitunter einem Quadrat, wohingegen der obere Bereich die Merkmale eines langen Gesichts aufweist.

ALTERSERSCHEINUNGEN UND ÜBUNGEN FÜR DIE EINZELNEN GESICHTSFORMEN

Mit dem Alter verändert sich jedes der weiter oben beschriebenen Gesichter, meist aufgrund der Schwerkraft. Man spricht dann von »Alterserscheinungen«. Allerdings lässt sich mithilfe von Face-Yoga-Übungen, die an die verschiedenen Gesichtsformen angepasst sind, der altersbedingte Verlust von Muskelmasse verhindern und sogar umkehren.

In diesem Abschnitt geht es um den Nutzen der verschiedenen Übungen für die einzelnen Gesichtsformen. Zu Beginn des Programms, das auf die jeweiligen Gesichtsformen ausgerichtet ist, konzentrieren wir uns auf das Konzept der vertikalen und horizontalen Ausrichtung.

Mit Ausnahme des ovalen Gesichts sind für jede Gesichtsform bestimmte geometrische Linien charakteristisch.

- Das runde Gesicht weist viele horizontale Linien in der unteren und der mittleren Partie auf.
- Beim eckigen Gesicht finden sich auf jeder Höhe horizontale Linien.
- Die Gesichtszüge des langen Gesichts sind sehr vertikal ausgerichtet.
- Bei den dreieckigen Gesichtsformen sind die vertikalen und horizontalen Merkmale je nach Ausrichtung des Dreiecks (mit der Spitze nach oben oder nach unten) unterschiedlich.

Notieren Sie sich für jede Gesichtsform die Nummern der Übungen, die im fünften Teil vorgestellt werden.

Außerdem ist für die meisten Gesichtsformen – abgesehen von der des umgekehrten Dreiecks – das Muskeltraining der oberen Gesichtspartie überaus wichtig, um den unerwünschten Folgen der Schwerkraft entgegenzuwirken.

DER SONDERFALL DES OVALEN GESICHTS

Seit jeher gilt das ovale Gesicht als das mit den schönsten Proportionen. Seine Drittel sind gleichmäßig verteilt und das Gesicht ist halb so breit, wie es lang ist. Die Stirn erscheint weder klein noch groß; der Kiefer ist zart und fein.

Angestrebtes Ziel für das ovale Gesicht
Die Harmonie erhalten.

Merkmale
Die schöne Harmonie der Gesichtszüge, die bewahrt werden sollte.

Schönheitsmakel
In der Regel keine.

Korrekturen durch Muskeltraining
Die Gesichtszüge mithilfe der empfohlenen Übungen erhalten.
Zu vermeiden: Training, das die Muskeln verlängert.

Wie bei allen anderen Gesichtsformen zeigt sich die Wirkung der Schwerkraft mit der Zeit auch in diesem gleichmäßig geformten Gesicht. Von den Wechseljahren und dem Rückgang weiblicher Hormone ist es genauso betroffen wie die anderen: Das Gesicht droht zu erschlaffen und seine harmonischen Konturen zu verlieren.

Versuchen Sie, die Kieferkonturen beizubehalten und ein Doppelkinn zu verhindern, das sich aufgrund eines fehlenden starken Knochenbaus häufig bildet.

Die Bildung von Nasolabialfalten zwischen den Nasenflügeln und den Mundwinkeln sollte verhindert werden. Achten Sie darauf, die Umgebung des Mundes zu kräftigen sowie die Oberlippen- und Nasenflügelheber zu trainieren. Es können auch Mundwinkelfalten auftreten, die auf einen Muskelabbau im Mundbereich hinweisen.

In der oberen Gesichtspartie empfiehlt es sich, die Schläfen und die Stirn zu straffen, um ein Erschlaffen aller Gesichtszüge zu vermeiden.

Wie man sieht, strahlt dieses Gesicht eine gewisse Verletzlichkeit aus, da es nur aus sanft geschwungenen Linien besteht und keine markanten Stellen aufweist. Zudem liegen die Muskeln direkt unterhalb der Gesichtskonturen, die von keinen ausprägten Knochen gestützt werden. Man sollte daher vor allem darauf achten, dass die Muskeln nicht erschlaffen.

Erhaltung der Gesichtszüge

Obere Gesichtspartie: Die Stirnmuskulatur kräftigen und die Entstehung von Falten vermeiden.

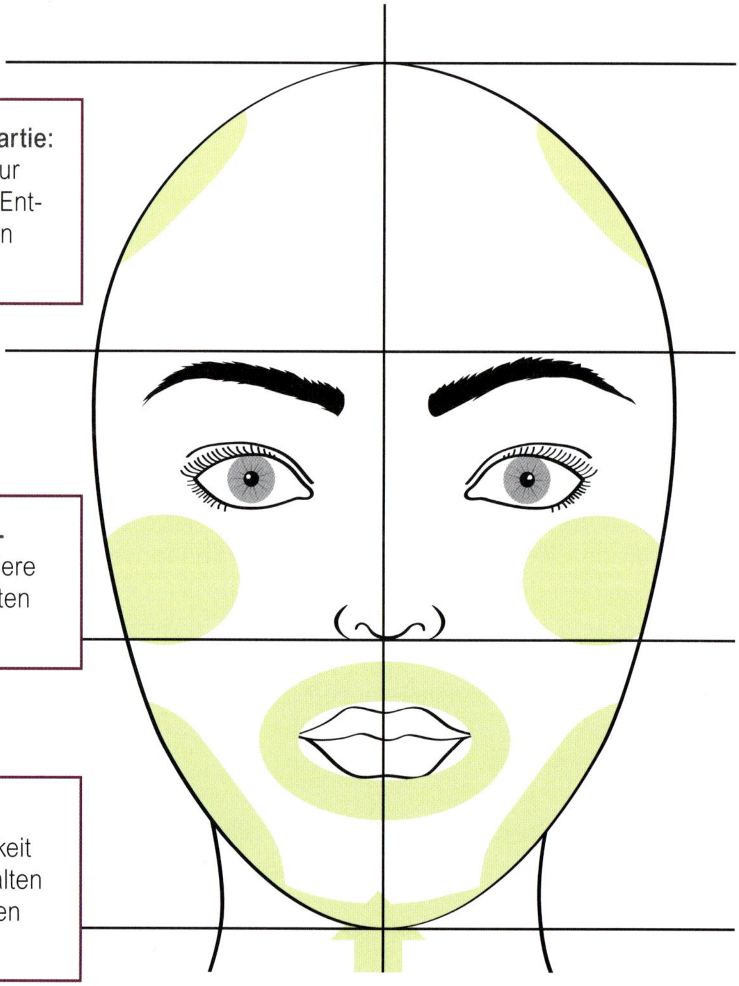

Mittlere Gesichtspartie: Insbesondere den Nasolabialfalten entgegenwirken.

Untere Gesichtspartie: Die Festigkeit der Konturen erhalten und besonders den Hals trainieren.

Training der unteren Gesichtspartie

Durch das Training wird das Platysma (Hautmuskelplatte des Halses) gestrafft.

Um die ovale Gesichtsform vor den Folgen der Schwerkraft zu schützen, empfiehlt sich auch die Kräftigung des Musculus digastricus, des zweibäuchigen Muskels.

Übungen: 1, 2, 3 und 8. Diese Übungen finden Sie ab Seite 74.

Training der mittleren Gesichtspartie

Durch die Übungen soll die Festigkeit der mittleren Gesichtspartie erhalten werden, da sonst das gesamte Gesicht absackt und das Oval in eine lange Form übergeht.

Um die gleichmäßige Verteilung der Gesichtszüge zu erhalten, sind vor allem die Mundwinkelheber, die Jochbeinmuskeln und die Oberlippenheber zu kräftigen. Diese Schwerpunktsetzung ist wichtig, damit das ovale Gesicht seine Form behält.

Nicht zu vergessen sind die Nasolabialfalten, die bei dieser Gesichtsform häufiger auftreten. Als Gegenmaßnahme sind die Oberlippen- und Nasenflügelheber sowie die Mundringmuskeln zu kräftigen.

Übungen: 10, 12, 13, 14, 15 und 19.

Training der oberen Gesichtspartie

Um bei dieser harmonischen Gesichtsform ein gesamtes Absacken des Gesichts zu verhindern, sollten Sie Ihre Aufmerksamkeit auf den Haaransatz richten, wenn Sie sich im Spiegel ansehen. Trainieren Sie anschließend diesen Bereich der Stirn, indem Sie die Stirnmuskeln bewegen, die Augenbrauen hochziehen und die Schläfenmuskeln anspannen.

Übungen: 20, 21, 22, 25, 26, 27, 28 und 30.

DAS ECKIGE GESICHT

Der Knochenbau des eckigen Gesichts ist einer der größten Vorteile im Kampf gegen den Alterungsprozess. Um die schöne Linie der Kieferknochen zu erhalten, die das gesamte Gesicht straffen, sollten Sie bei einem eckigen Gesicht besonders auf die untere Gesichtspartie achten: Ein Absacken dieses Bereichs ist unbedingt zu vermeiden.

Angestrebtes Ziel für das eckige Gesicht
Das Gesicht weicher erscheinen lassen.

Merkmale
Strahlt etwas Solides, Charakterstarkes aus.
Fängt gut das Licht ein.

Schönheitsmakel
Mitunter vorspringender Kiefer.
Breiter Hals.

Korrekturen durch Muskeltraining
Besonders eckige Linien weicher gestalten.
Die Gesichtszüge zur Mitte des Gesichts hin definieren.
Eine übermäßige Kräftigung der Kiefermuskeln vermeiden.

Mit zunehmendem Alter ist der Kiefer womöglich weniger gut definiert, nicht nur weil untrainierte Muskeln an Spannung verlieren, sondern auch weil eine ungewollte Gewichtszunahme die Gesichtskontur verändern kann. Um dem entgegenzuwirken, sind zwei häufig auftretende Probleme zu lösen. Erstens sollten Sie versuchen, eine Verbreiterung des Halses zu verhindern, da dieser kurz und dick zu werden droht, auch »Stiernacken« genannt. Zweitens sollten Sie die Gesichtszüge möglichst strecken, indem Sie die Übungen ohne Kraftaufwand durchführen.

Sie können auch die Wangenknochen definieren, um die gleichmäßigen Züge wiederzuerlangen, die im Laufe der Zeit verschwinden können. Bei dieser Gesichtsform bleiben die Wangenknochen ziemlich ausgeprägt und verleihen dem Gesicht eine unverkennbare Spannkraft, die erhalten werden sollte.

Außerdem sollten Sie die Gesichtszüge weder allzu stark trainieren noch verbreitern, sondern auf möglichst weiche Linien abzielen. Schließlich geht es darum, sich der idealen Form anzunähern: dem Oval.

Das Gesicht weicher erscheinen lassen

Bei der eckigen Gesichtsform besteht das Ziel darin, die Linien weicher wirken zu lassen und die vertikalen Linien leicht zu betonen, um den Fokus auf den mittleren Bereich des Gesichts zu legen.

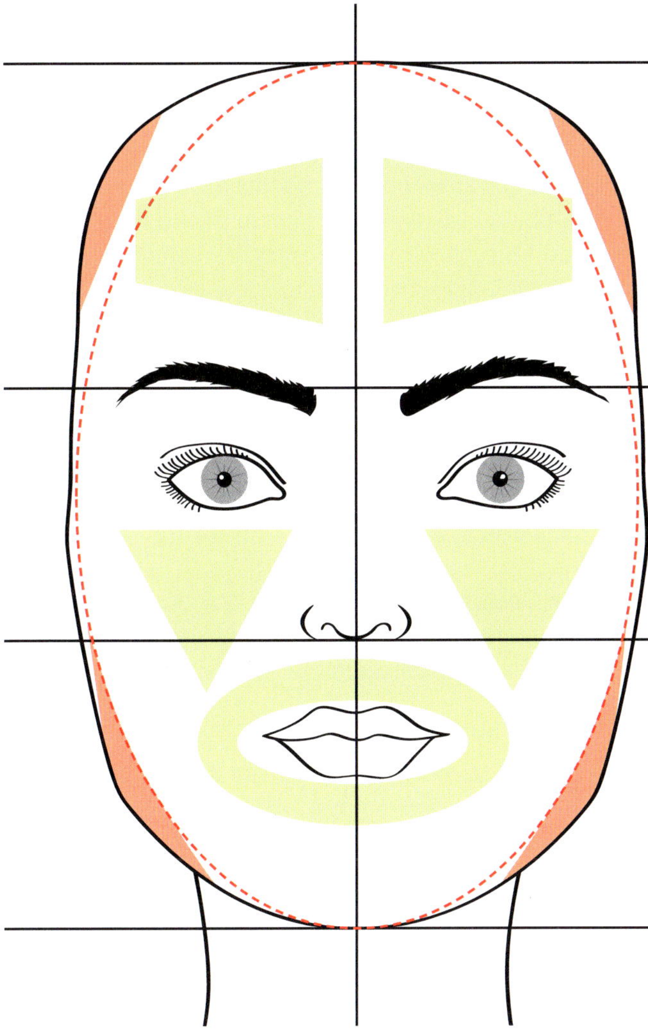

Obere Gesichtspartie: Die Stirnmuskeln kräftigen, um Falten und Fältchen auf der Stirn zu vermeiden.

Mittlere Gesichtspartie: Die Wangenknochen definieren, damit sie nicht aus dem ovalen Rahmen fallen.

Untere Gesichtspartie: Die Kontur erhalten und den Hals straffen.

Training der unteren Gesichtspartie

Hier liegt der Fokus auf der Spannkraft von Hals und Kiefer. Da das Ziel nur in der Straffung dieser Bereiche liegt, sollten Sie diese nicht so auftrainieren, dass sie an Umfang zunehmen.

Für die Betonung der Vertikalen empfiehlt sich ein sanftes Training des Platysmas und des Musculus digastricus (zweibäuchigen Muskels), ohne dass diese sich vergrößern. Die Bewegungsabläufe bestehen daher meist nur aus 5 Wiederholungen.

Übungen: 2, 6 und 8.

Training der mittleren Gesichtspartie

In diesem Bereich sollten Sie sich auf die Mittellinie des Gesichts konzentrieren, um die vertikale Achse zu betonen.

Achten Sie dabei auf die Erhaltung der Spannkraft der Mundpartie. Die Mundringmuskeln und vor allem der Lachmuskel wirken sich unverkennbar auf den Muskeltonus des gesamten Gesichts aus. Vermeiden Sie, dass diese Muskeln an Umfang zunehmen.

Definierte Wangenknochen erhalten Sie durch das Training der Oberlippenheber. Besonders hervorzuheben ist die Bewegung, die ich »zähnefletschender Hund« nenne (Übung 19), die bei vielen Gesichtern zu guten Ergebnissen führt.

Übungen: 9, 11, 13, 15 und 19.

Training der oberen Gesichtspartie

Für ein eckiges oder rechteckiges Gesicht empfiehlt sich das Muskeltraining der oberen Gesichtspartie, um die Architektur des Gesichts zu stärken.

Die Stirnmuskeln sollten durch das Training der Augenringmuskeln, der Augenbrauenrunzler und des Musculus procerus (schlanken Muskels) gekräftigt werden, wobei Sie vermeiden sollten, dass der Muskel an Umfang zunimmt. Das Training dient in erster Linie der Straffung.

Übungen: 20, 21, 22, 24, 25, 27, 28, 29 und 30.

DAS RUNDE GESICHT

Dem runden Gesicht kann der Alterungsprozess ziemlich zusetzen, ebenso eine Gewichtszunahme, die häufig durch die Wechseljahre verursacht wird. Sind für das runde Gesicht in jungen Jahren liebliche Züge charakteristisch, droht es, mit der Zeit zu erschlaffen. Wir wollen diese Gesichtsform dynamischer wirken lassen und die dickeren Bereiche verschlanken.

Bei dieser Form kann ein Verlust des Muskeltonus dem gesamten Gesicht schaden, weshalb wir ihm mehr Spannkraft verleihen wollen.

Angestrebtes Ziel für das runde Gesicht
Das Gesicht dynamischer aussehen lassen.

Merkmale
Kindliche, sympathische Züge.

Schönheitsmakel
Viele Rundungen auf dem Oval und den Wangen.

Korrekturen durch Muskeltraining
Die vertikalen Gesichtszüge betonen.
Die Muskeln verlängern.
Die Muskeln auf Höhe der Wangen nicht aufpumpen.

Wie das ovale Gesicht ist das runde Gesicht ziemlich anfällig für den Alterungsprozess, da seine Konturen nicht von markanten Knochen gestützt werden. Um ein unschönes Absacken der Gesichtszüge zu verhindern, sollten Sie diese zentrieren, indem Sie die Wangenknochen durch gezielte Übungen definieren. Das trägt auch dazu bei, die Bildung eines Doppelkinns zu verhindern.

Durch das Training der mittleren Gesichtspartie können Sie das Erschlaffen der Muskeln und die Entstehung von Hängewangen verhindern. Versuchen Sie, die vertikalen Linien herauszuarbeiten, damit die Gesichtsform schlanker wirkt. Die Gesichtszüge sollen zur Mittellinie hin zentriert werden. Damit mildern Sie optisch die horizontalen Achsen, die sich in einem runden Kiefer, ausgeprägten Wangen und mehr Volumen an den Schläfen zeigen.

Das Gesicht dynamischer erscheinen lassen

Das Ziel besteht darin, das runde Gesicht dem idealen Rahmen des Ovals anzunähern. Hierfür »verlängern« Sie den Hals, der ohne Training dazu tendiert, immer kürzer zu werden. Definieren Sie ebenso die Mitte des Gesichts, um Rundungen entgegenzuwirken.

Die größte Herausforderung besteht darin, die Gesichtskonturen zu straffen und die vertikalen Linien zu betonen.

Zudem sollten Sie die dick und prall erscheinenden, runden Bereiche straffen, in den meisten Fällen die Wangen.

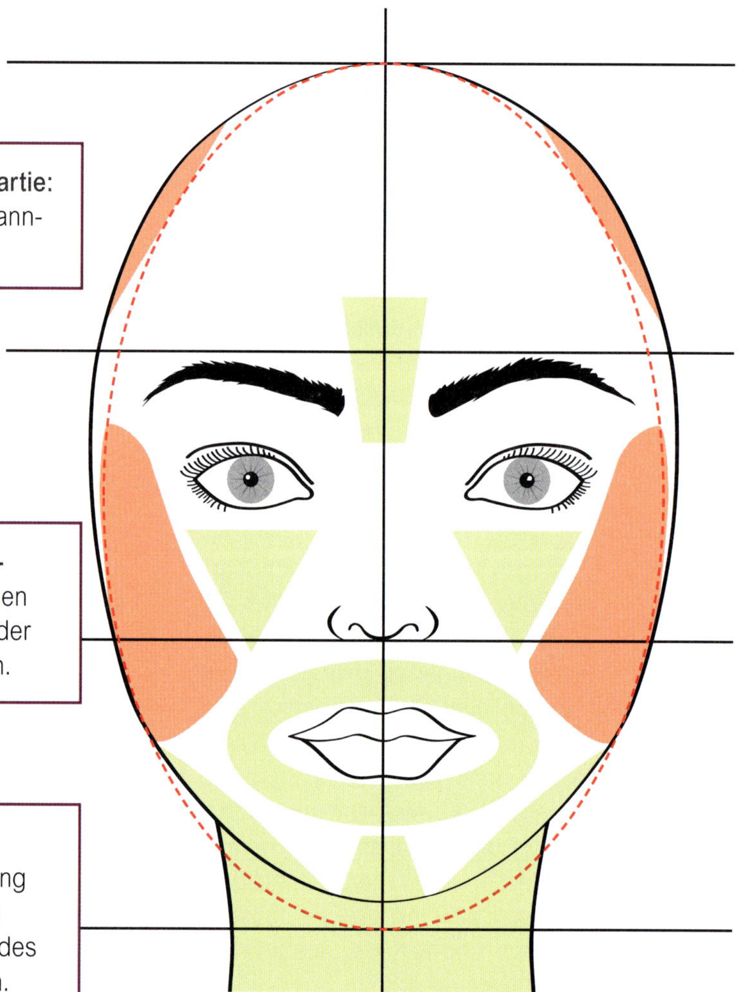

Obere Gesichtspartie: Die natürliche Spannkraft erhalten.

Mittlere Gesichtspartie: Das Volumen der Wangen und der Oberlider erhalten.

Untere Gesichtspartie: Die Rundung der Konturen, des Doppelkinns und des Halses reduzieren.

Training der unteren Gesichtspartie

Es ist ziemlich anstrengend, den Hals zu straffen und zu strecken, denn dafür muss das Platysma gekräftigt werden. Das Kinn wird durch das Training des Kinnmuskels geformt und sollte möglichst vertikal definiert werden.

Um die untere Gesichtskontur zu straffen und den Verlust von Muskelmasse zu vermeiden, müssen Sie den Musculus digastricus trainieren. Das Ziel ist jedoch nicht, diesen Muskel aufzupumpen, sondern seine Spannung und Form zu erhalten. Das Training sollte also moderat sein und darauf abzielen, den Muskel zu verlängern.

Übungen: 2, 4, 6 und 8.

Training der mittleren Gesichtspartie

Was die Gesichtsmitte betrifft, dürfen Sie sich eher zurückhalten. Die runde Gesichtsform weist mitunter volle Lippen auf, die jedoch mit zunehmendem Alter ihre Spannkraft verlieren können. Indem Sie den Mundringmuskel aktivieren, arbeiten Sie dem entgegen.

Trotz der runden Wangen ist die Übung 19 »Die Oberlippenheber zum Straffen der Gesichtszüge« (der zähnefletschende Hund) für diese Gesichtsform geeignet, da sie nicht auf ein Aufpumpen des Muskels abzielt, sondern vielmehr auf eine Neuausrichtung der Wangen zur Gesichtsmitte hin. Der Unterschied besteht in der Trainingshäufigkeit und der Dauer der gehaltenen Spannung.

Übungen: 9, 14, 15 und 19.

Training der oberen Gesichtspartie

Um die Linien eines runden Gesichts wieder zu zentrieren und in der Mitte etwas vertikaler zu definieren, sollten Sie konsequent die beiden Muskeln zwischen den Augen trainieren: den Augenbrauenrunzler und den Musculus procerus (schlanken Muskel).

Sie sollten auch den Augenringmuskel kräftigen, damit die Augenlider nicht ihre Spannkraft verlieren. Da sich bei einem runden Gesicht Fettpölsterchen an den Schläfen ansammeln oder die Schläfenmuskeln zu ausgeprägt sein können, sollten Sie diesen Bereich nicht trainieren, sondern sich auf die mittlere Stirnpartie konzentrieren.

Übungen: 20, 22, 24, 25, 26, 27, 28, 29 und 30.

DAS LANGE GESICHT

Das lange Gesicht weist dieselben Schwachstellen auf wie das ovale Gesicht. Aufgrund der länglichen Ausrichtung seiner Muskeln ist es jedoch noch anfälliger für die Schwerkraft, sodass eine lange Senkrechte entstehen kann, die korrigiert werden sollte. Der Verlust an Spannkraft kann sich schon recht früh zeigen. Ab 40 Jahren sollten Sie bei dieser Gesichtsform einem Absacken der Gesichtszüge entgegenwirken.

Angestrebtes Ziel für das lange Gesicht
Das Gesicht breiter gestalten.

Merkmale
Sanftheit und Schüchternheit.

Schönheitsmakel
Die Vertikale ist zu sehr ausgeprägt.
Die untere Gesichtspartie erschlafft.

Korrekturen durch Muskeltraining
Horizontale Linien im gesamten Gesicht definieren.
Die vertikalen Linien durch den Aufbau von Spannkraft und die Erhaltung des Muskeltonus verringern.
Zu vermeiden: Übungen, die die Muskeln verlängern.

Das Erschlaffen der Gesichtszüge betrifft vor allem die untere Gesichtspartie. Konzentrieren Sie sich deswegen darauf, sich dem Oval anzunähern und zugleich das Kinn und die Kiefermuskeln zu kräftigen. Achten Sie auch auf die Falten um den Mund herum, um die Entstehung sogenannter »Marionettenfalten« zu vermeiden, die bei dieser Gesichtsform recht häufig auftreten.

Auch die obere Gesichtspartie neigt zur Faltenbildung. Korrigieren Sie Zornesfalten und vertikale Falten der Stirnmuskeln.

Das Gesicht breiter erscheinen lassen

Bei dieser Gesichtsform geht es darum, der allzu vertikalen Ausrichtung des Gesichts entgegenzuwirken oder sie zu begrenzen, um die Harmonie des Gesichts zu erhalten. Zudem sollten Sie die Muskeln der unteren Gesichtspartie insbesondere rund um den Mund kräftigen, um die Mundkonturen hervorzuheben.

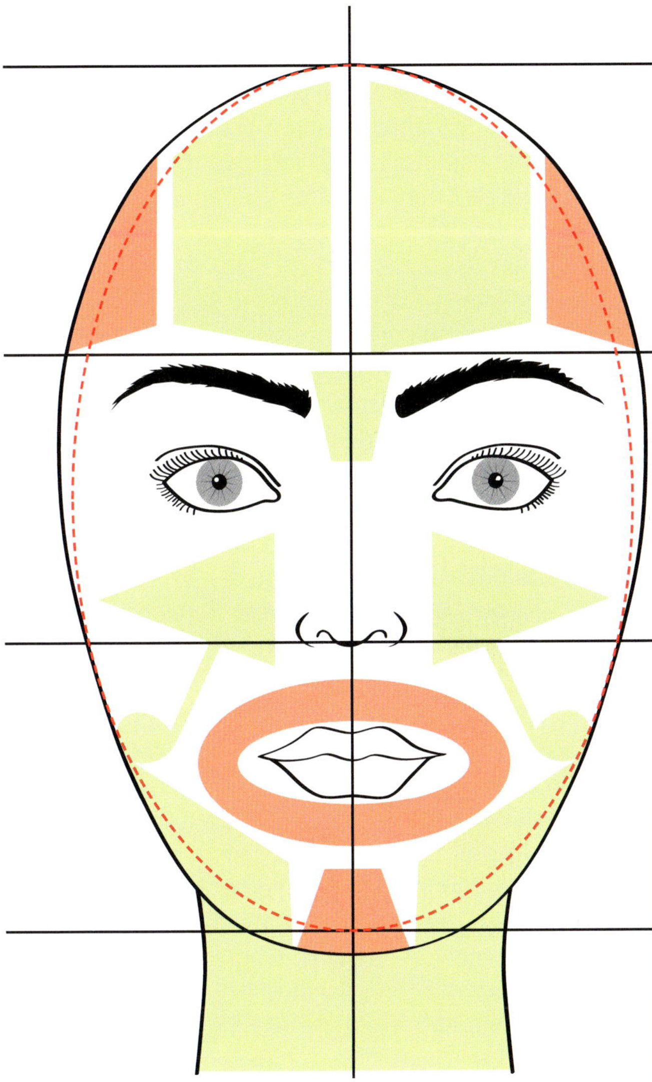

Obere Gesichtspartie: Den Zornesfalten und den vertikalen Falten auf der Stirn durch das Training der Stirnmuskeln entgegenwirken.

Mittlere Gesichtspartie: Besonders die Mundkonturen durch das Training des Mundringmuskels und der Nasenflügel stärken.

Untere Gesichtspartie: Den Kiefer breiter erscheinen lassen, das Absinken des Musculus digastricus verhindern, die Kau- und Wangenmuskeln kräftigen.

Training der unteren Gesichtspartie
Die Kau- und Wangenmuskeln setzen an den äußeren Konturen der Kieferknochen an. Ihre Kräftigung ist wichtig, um den Kiefer wieder breiter erscheinen zu lassen. Die Übung sollte mit viel Kraft durchgeführt werden, das heißt mit so viel Anspannung wie möglich.

Um das Gesicht breiter wirken zu lassen, muss der Musculus digastricus (zweibäuchiger Muskel) gekräftigt werden.

In der unteren Gesichtspartie sollten Sie von einem Training des Platysmas absehen, da dies zu einer weiteren Verlängerung des Gesichts führen kann. Auch auf das Training des Kinnmuskels, der schon recht ausgeprägt sein könnte, sollten Sie lieber verzichten.

Übungen: 1, 3, 4, 5, 7 und 8.

Training der mittleren Gesichtspartie
Bei dieser Gesichtsform, die zu erschlafften Gesichtszügen und tiefen Falten neigt, können die Nasolabialfalten besonders ausgeprägt sein. Um dem entgegenzuwirken, trainieren Sie die kleinen Muskeln auf beiden Seiten der Nasenflügel.

Außerdem sind alle Übungen zur Zentrierung der mittleren Gesichtspartie zu empfehlen, zum Beispiel das Training des Lachmuskels und der Mundkonturen, um der Verlängerung dieses Bereichs entgegenzuwirken und ihn breiter erscheinen zu lassen.

Übungen: 9, 10, 11, 12, 13, 14, 15, 16, 18 und 19.

Training der oberen Gesichtspartie
Die obere Gesichtspartie kann bei dieser Gesichtsform ebenfalls ziemlich lang sein. Kräftigen Sie daher die Stirnmuskeln, um den Bereich zu verbreitern und Stirnfalten zu vermeiden, zum Beispiel die Zornesfalte, die zwischen den Augen entstehen kann. Achten Sie darauf, die Stirnmuskeln nicht in Längsrichtung zu dehnen: Es geht hier in erster Linie um die Kräftigung der Muskeln.

Kräftigen Sie außerdem den Bereich zwischen den Augen durch das Training des Augenbrauenrunzlers.

Übungen: 20, 21, 22, 23, 24, 25, 26, 27, 28 und 30.

DIE GESICHTSFORM DES UMGEKEHRTEN DREIECKS

Gleicht Ihr Gesicht einem umgekehrten Dreieck, zeigt sich eine hohe, breite Stirn und ein spitzes Kinn. Mit dieser Gesichtsform profitieren Sie von einem starken Knochenbau im Stirn- und Schläfenbereich. Ihre Schwachstelle liegt vor allem in der unteren Gesichtspartie.

Angestrebtes Ziel für das Gesicht in Form eines umgekehrten Dreiecks
Die Proportionen zwischen oberer und unterer Gesichtspartie ausgleichen.

Merkmale
Charme und Weiblichkeit.

Schönheitsmakel
Ausgeprägte Horizontale im oberen Bereich.
Fehlende horizontale Merkmale im unteren Bereich.

Korrekturen durch Muskeltraining
Die untere Gesichtspartie durch entsprechende Muskelübungen breiter erscheinen lassen.

Gleichen Sie die Proportionen der Gesichtszüge aus, wobei Sie den Fokus auf den unteren Teil des Gesichts legen, wo Sie die Horizontale stärker definieren. Das Muskeltraining konzentriert sich daher vor allem auf die untere und mittlere Gesichtspartie.

Kräftigen Sie die Kiefermuskeln, vor allem an den Kiefergelenken, und stärken Sie zugleich die gesamte Muskulatur der Gesichtskontur.

Das spitze Kinn und das Fehlen ausgeprägter Kieferknochen können dazu führen, dass der untere Teil des Gesichts absackt. Durch ein kräftiges Aufpumpen der Muskeln in diesem Bereich kann die Harmonie der Gesichtszüge wiederhergestellt werden.

Bauen Sie auch Übungen zur Kräftigung des Mundringmuskels und der Nasenflügelheber in Ihr Training ein, um die Bildung von Nasolabialfalten zu verhindern oder diese abzumildern.

Lassen Sie die obere Gesichtspartie beim Training fast gänzlich außen vor. Trainieren Sie sie lediglich so weit, dass die Spannkraft erhalten bleibt. Wer möchte, dass sich diese Gesichtsform dem Oval annähert, wird schnell merken, welches Training nötig ist und welche Übungen man auslassen sollte – nämlich all jene, die auf die obere Gesichtspartie abzielen.

Die Proportionen ausgleichen

Obere Gesichtspartie: Nicht die Stirnmuskeln trainieren, um diese Partie nicht aufzupumpen.

Mittlere Gesichtspartie: Das Muskeltraining auf Höhe der Wangenknochen vermeiden.

Untere Gesichtspartie: Den Kiefer breiter erscheinen lassen, den Kau- und Wangenmuskeln mehr Volumen verleihen, den Musculus digastricus kräftigen.

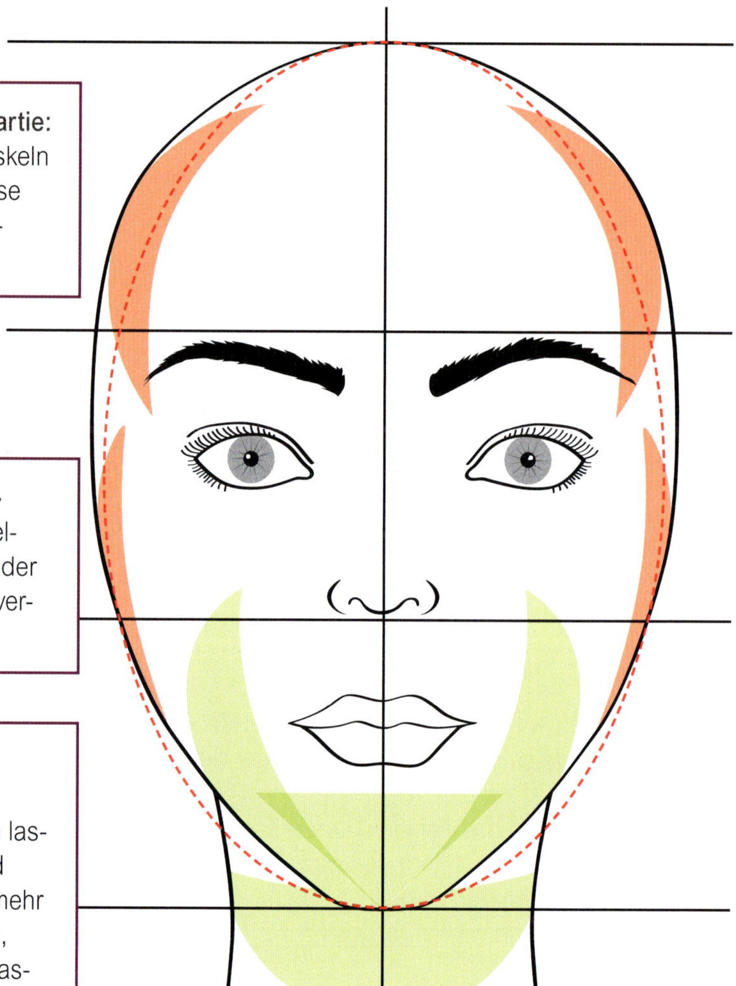

Training der unteren Gesichtspartie

Durch das Training des Platysmas wird die untere Gesichtskontur verbreitert. Hier geht es nicht um eine Verlängerung, sondern um die Verdickung des Muskels.

Von allen vorgeschlagenen Übungen sollten Sie die zur Kräftigung des Musculus digastricus (zweibäuchigen Muskels) am häufigsten trainieren.

Damit die Muskeln dicker werden, sollten Sie sie beim Training »aufpumpen«, das heißt mit schnellen und zahlreichen Bewegungswiederholungen trainieren.

Führen Sie auch alle Übungen zur Kräftigung des Musculus digastricus aus. Dieser korrigiert zusammen mit den Kau- und Wangenmuskeln das fehlende Volumen und die fehlenden horizontalen Merkmale der unteren Gesichtspartie.

Übungen: 5, 6, 7 und 8.

Training der mittleren Gesichtspartie

Gestalten Sie das Training dieser Gesichtspartie moderat. Führen Sie Übungen zur Straffung des mittleren Gesichtsbereichs aus, ohne ihn allzu sehr zu kräftigen. Achten Sie beim Training des Lachmuskels zum Beispiel darauf, dass der mittlere Gesichtsbereich zwar gestrafft, aber nicht verbreitert wird.

Durch das Training der Kau- und Wangenmuskeln geben Sie diesem eher schwach ausgebildeten Bereich mehr Volumen.

Durch die Kräftigung der Jochbeinmuskeln können Sie die untere Gesichtspartie verbreitern, ohne dass die Wangen aufgepumpt werden.

Übungen: 9, 10, 11, 12, 13, 14, 15, 16 und 18.

Training der oberen Gesichtspartie

Die obere Gesichtspartie bleibt ziemlich ausgeprägt, weshalb Sie auf das Training der Schläfen- und Wangenmuskeln verzichten können.

DIE GESICHTSFORM DES NACH OBEN ZEIGENDEN DREIECKS

Die Gesichtsform des nach oben zeigenden Dreiecks entspricht der geometrischen Figur eines Dreiecks mit einer geraden, mitunter massiven Basis (Kiefer) und einer schmalen Spitze (Stirn). Das Ziel besteht darin, die horizontalen Gesichtsmerkmale der unteren Partie zu vermindern und die der Stirn zu verstärken.

Angestrebtes Ziel für das Gesicht in Form eines nach oben zeigenden Dreiecks
Die Proportionen zwischen oberer und unterer Gesichtspartie ausgleichen.

Merkmale
Standhaftigkeit und Geselligkeit.

Schönheitsmakel
Starke horizontale Ausrichtung im unteren Bereich.
Fehlende horizontale Ausrichtung im oberen Bereich.

Korrekturen durch Muskeltraining
Die obere Gesichtspartie breiter erscheinen lassen.

Es liegt auf der Hand, welche Übungen auszuführen sind. Das Muskeltraining für ein Gesicht, das wie ein nach oben zeigendes Dreieck geformt ist, verhält sich genau umgekehrt zu dem in Form eines nach unten zeigenden Dreiecks. Aufgrund der hohen Stirn wirkt diese Gesichtsform auch oft länger als breit.

Wählen Sie also Übungen, die den oberen Teil des Gesichts aufpolstern. Auf die Muskelarbeit der unteren Gesichtspartie, die aufgrund ihrer Form recht auffällig ist, können Sie verzichten. Kräftigen Sie stattdessen die Stirn, sodass sie breiter wirkt.

Auch die Augenpartie sollten Sie durch das Training der Augenringmuskeln straffen. Die Schläfen erhalten so wieder mehr Volumen, wodurch die schmale obere Gesichtspartie ausgeglichen wird. Die untere Gesichtspartie wirkt durch den eckigen Kiefer recht kräftig. Man sollte sie daher nicht trainieren, um das Ungleichgewicht zwischen oberer und unterer Gesichtspartie nicht zu vergrößern.

Die Wangenknochen sind eher undefiniert, außer bei der birnenförmigen Variante, bei der mehr Fettgewebe vorhanden ist. Bei dieser Unterart kann die untere Gesichtspartie sehr viel breiter erscheinen.

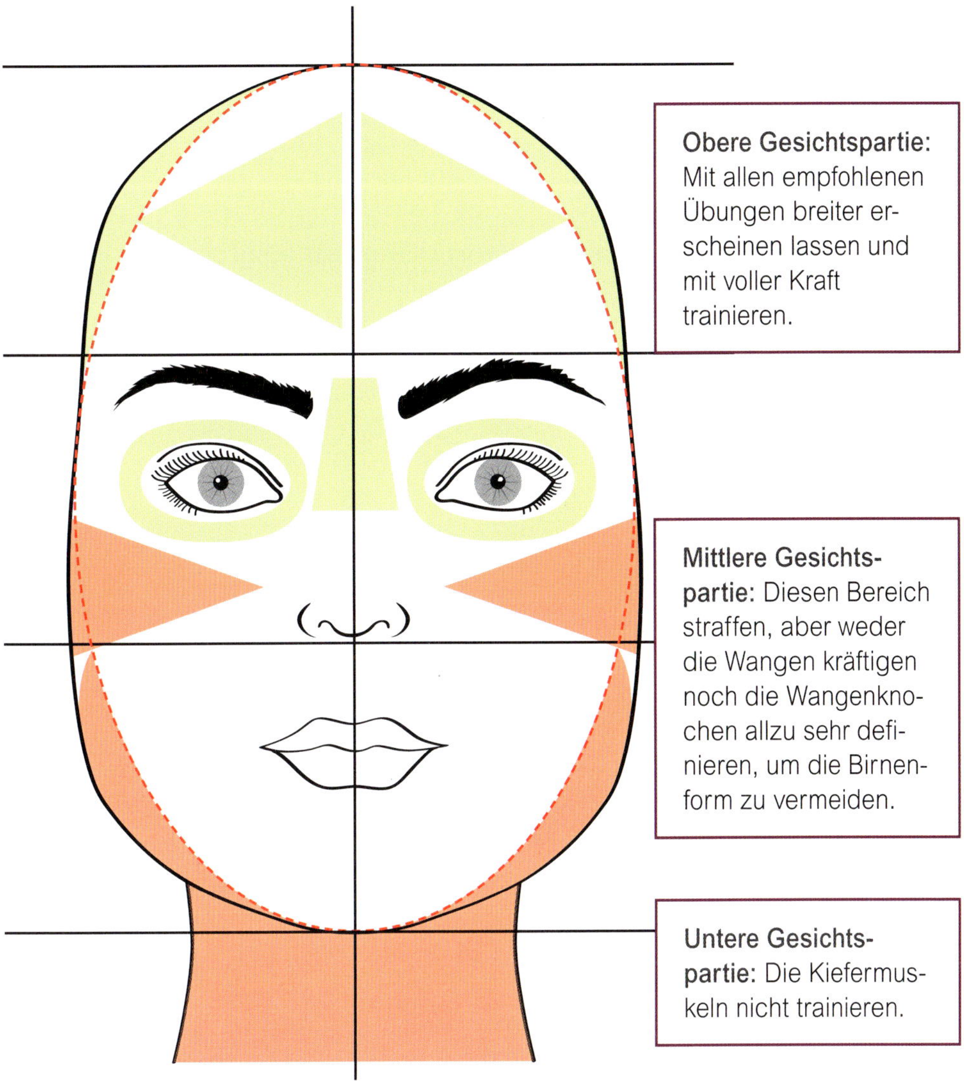

Die Proportionen ausgleichen

Training der unteren Gesichtspartie
Die untere Gesichtspartie müssen Sie nicht trainieren, denn das ohnehin schon große Volumen muss nicht weiter vergrößert werden.

Von den Übungen zur Kräftigung des großen Platysmas, des Musculus digastricus (zweibäuchigen Muskels) sowie der Kau- und Wangenmuskeln ist also abzusehen.

Übungen: keine.

Training der mittleren Gesichtspartie
Es wird empfohlen, die Muskeln der mittleren Gesichtspartie zu trainieren, jedoch vorsichtig: Es geht nicht darum, diesen Bereich aufzupumpen, da die Gesichtszüge hier bereits ausgeprägt sind und sonst zu kräftig werden können.

Stattdessen sollten Sie durch leichtes Training versuchen, einige Muskeln zu straffen, zum Beispiel den Oberlippen- und den Mundwinkelheber.

Übungen: 8, 9, 12, 13, 15 und 19.

Training der oberen Gesichtspartie
Unser Fokus liegt vor allem auf dem mittleren Bereich der oberen Gesichtspartie: Wir trainieren den Bereich zwischen den Augen, die Augenbrauenrunzler und den Musculus procerus (schlanken Muskel).

Die Kräftigung der Augenpartie ist für den oberen Gesichtsbereich ebenfalls vorteilhaft. Um ein Absacken dieses Bereichs zu verhindern und der Schwerkraft entgegenzuwirken, wird der Augenringmuskel trainiert.

Es ist ratsam, ebenfalls die Augenlider zu trainieren, um einen gut definierten und festen Augenbrauenbogen zu erhalten. Die Kräftigung des unteren Augenringmuskels stellt eine wirksame Methode gegen Tränensäcke unter den Augen dar und strafft diesen Bereich des Gesichts, der bestenfalls nicht erschlaffen sollte.

Im Stirn- und Schläfenbereich sollten Sie keine Anstrengungen scheuen, diesen mitunter sehr schwach ausgebildeten Bereich zu kräftigen oder breiter erscheinen zu lassen. Das Training des Stirnmuskels kann dessen Erschlaffen verhindern und ihm vor allem mehr Dichte und Volumen verleihen.

Aus diesem Grund pumpen wir den Muskel auf, das heißt, wir trainieren ihn so oft wie möglich mit schnellen, wiederholten Bewegungen, bis wir einen Widerstand spüren. Im Fall des Stirnmuskels gestaltet sich dies anfangs nicht sehr einfach, da der Muskel flach ist und fast die gesamte Stirn bedeckt.

Das Training sollte sich auf die Steigerung des Muskelvolumens konzentrieren, weshalb Sie die Übungen kraftvoll ausführen können.

Übungen: 19, 20, 21, 22, 23, 24, 25, 26, 27, 28 und 30.

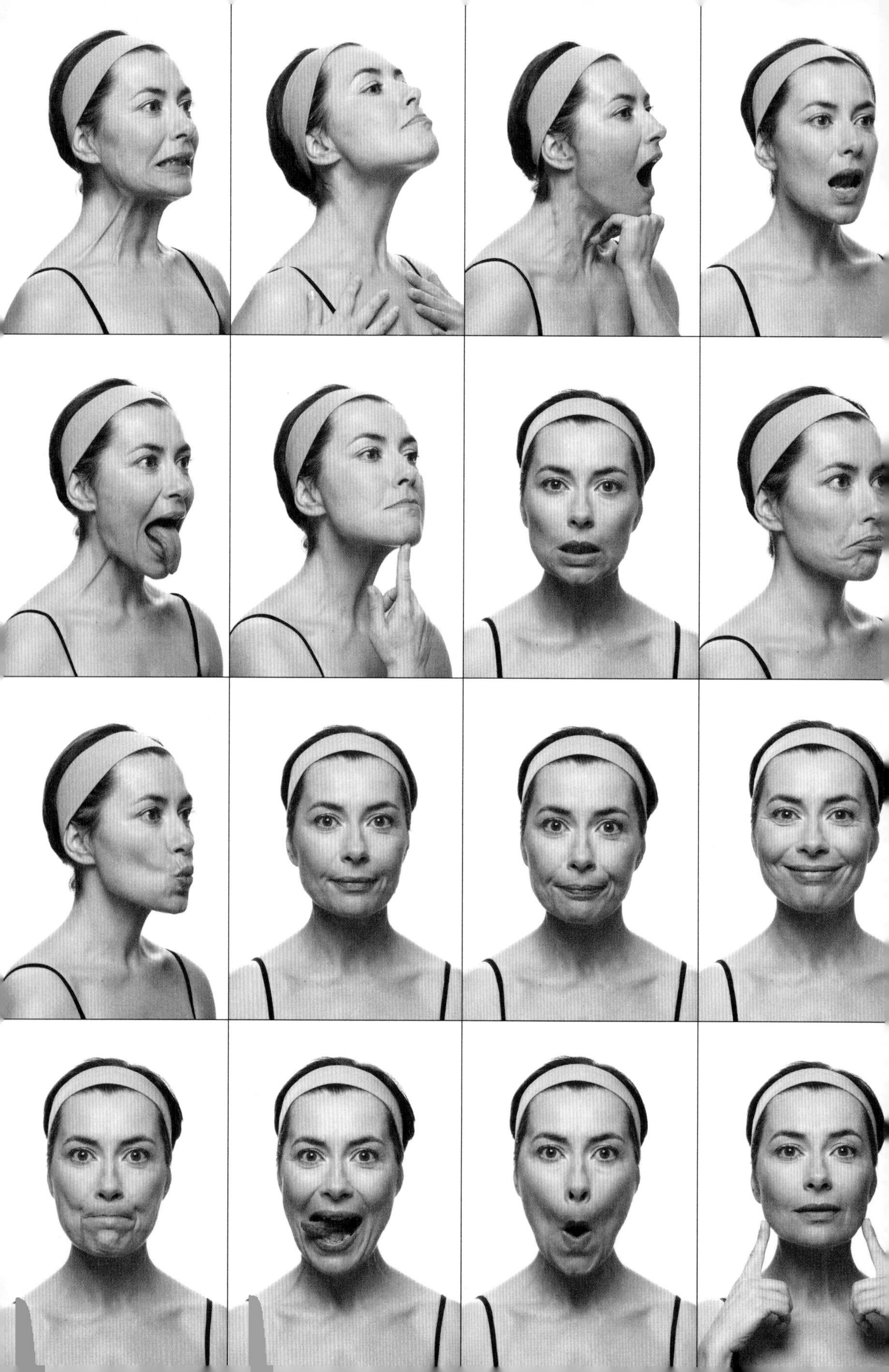

DIE ÜBUNGEN

Die Methode des Beauty-Face-Yogas basiert auf 30 einfachen Übungen zur Kräftigung bestimmter, klar definierter Muskeln. Jede Übung, die in diesem Buch vorgestellt wird, umfasst sowohl ein anatomisches Schaubild, das die wichtigsten zu trainierenden Muskeln zeigt, als auch ein großformatiges Foto der einzunehmenden Haltung. Zur leichteren Übersicht sind die Übungen nach den zu trainierenden Gesichtspartien sortiert.

Erste Übungsreihe: Die untere Gesichtspartie (Übungen 1 bis 8).

Zweite Übungsreihe: Die mittlere Gesichtspartie (Übungen 9 bis 19).

Dritte Übungsreihe: Die obere Gesichtspartie (Übungen 20 bis 30).

Legende

Empfehlenswert:

Nur vorsichtig trainieren:

Nicht empfehlenswert:

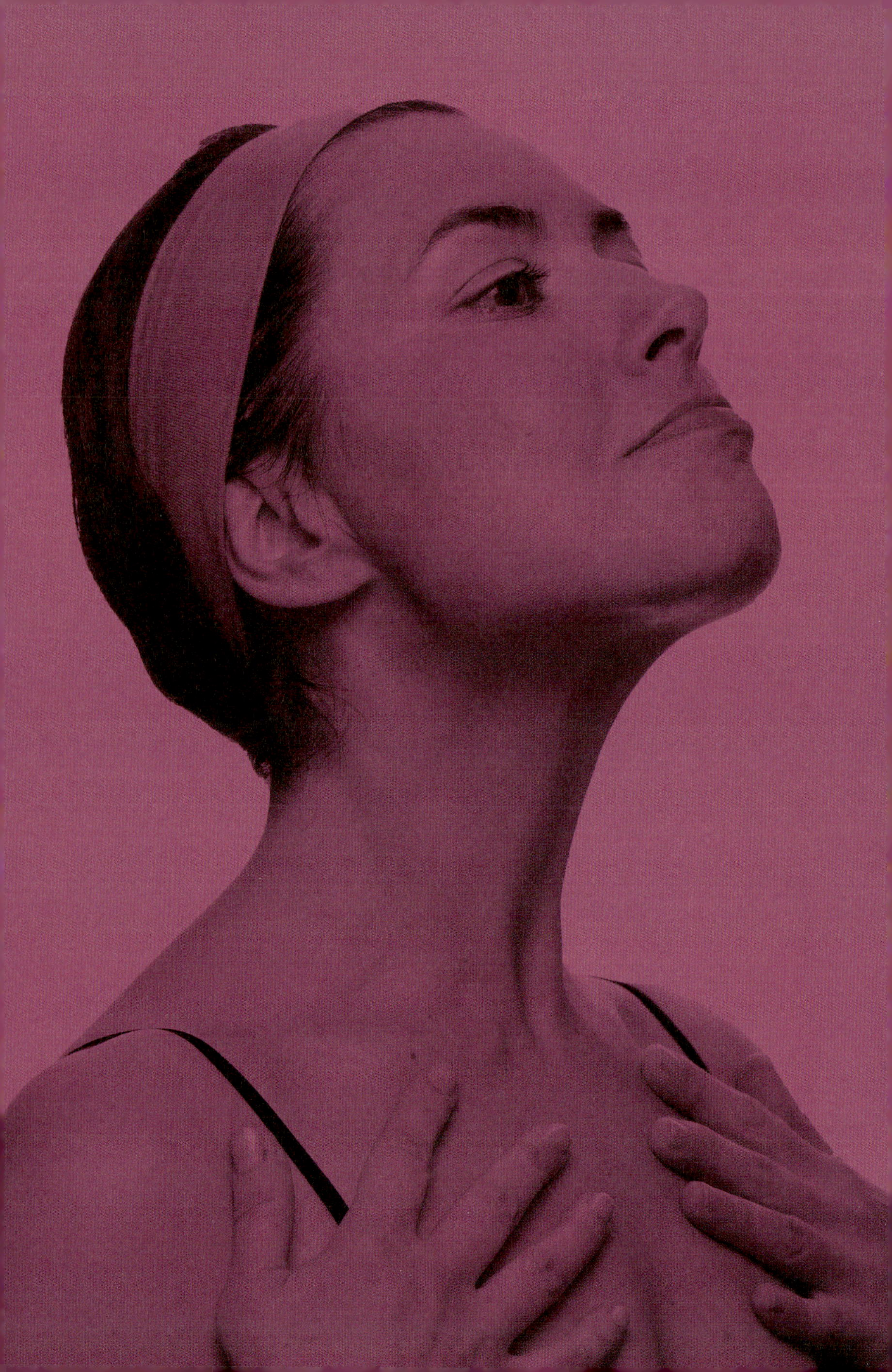

DIE UNTERE GESICHTSPARTIE: HALS, GESICHTSOVAL, KINN UND WANGEN

Der Hals, das Gesichtsoval, das Kinn und die Wangen sind die Bereiche im Gesicht, die am stärksten von Veränderungen des Muskeltonus betroffen sind. Zum Glück setzen kräftige Muskeln an den Gesichtsknochen dieser wichtigen Bereiche an.

Die Übungen in diesem Abschnitt sind speziell darauf ausgerichtet, die Gesichtskonturen zu straffen und dem Absinken der Gesichtszüge entgegenzuwirken. Sie helfen auch, einen faltigen Hals zu glätten, indem sie ihn in der Vertikale betonen und straffen. Mithilfe dieser Übungen können Sie das Kinn aufbauen und definieren und die Entstehung von Hängewangen verhindern. Die Übungen zielen darauf ab, folgende Muskeln zu kräftigen:

Das Platysma: Dieser große, flache Muskel strafft den gesamten Hals. Er erstreckt sich auf beiden Seiten des Gesichts, von den Mundwinkeln bis zum Brustbereich und den Schlüsselbeinen. Bestimmte Übungen sorgen dafür, dass dieser paarige, viereckige Muskel straff und die darüberliegende Haut faltenfrei bleibt.

Der Musculus digastricus: Der zweibäuchige Muskel ist ein kleiner Muskel, der von der Unterseite des Kinns am Kiefer entlang bis zur Hinterseite des Ohrs verläuft. Er spielt eine wichtige Rolle, da er den Mundboden und das Kinn stützt und damit die gesamte untere Gesichtskontur.

Der Kinnmuskel: Er setzt unter der Unterlippe an und reicht bis zur Spitze des Kinns. Durch das Training dieses Muskels lässt sich ein schwach ausgebildetes Kinn definieren.

Die Unterlippensenker: Diese Faserbündel von kleinen Muskeln bilden ein Dreieck auf jeder Seite des Kinns. Auch sie sind an der Spannkraft der unteren Gesichtspartie beteiligt. Durch ihre Kräftigung kann das Kinn fester und straffer werden.

Die Mundwinkelsenker: Diese kleinen, dreieckigen Muskeln befinden sich auf beiden Seiten des Kinns. Sie bewegen den Mund und formen das Kinn.

1 MIT DEM PLATYSMA DEN HALS STRAFFEN

Auf das Platysma zielen zwei Übungen (Nummer 1 und 2) ab.

Wirkung

Bei dieser Übung spannen Sie das Platysma so stark wie möglich an und trainieren dabei einen Bereich, der vom Unterkiefer bis zu den Brustmuskeln reicht. Mithilfe dieser Übung können Sie dem berüchtigten »Truthahnhals«, Falten sowie den Folgen des Alterungsprozesses und der Sonneneinstrahlung entgegenwirken.

Ausführung

Stellen Sie sich vor einen Spiegel, halten Sie den Kopf gerade. Öffnen Sie leicht den Mund und ziehen Sie den Unterkiefer nach hinten, indem Sie die Bänder des Halses anspannen. Ziehen Sie den Mund in Richtung des unteren Gesichtsbereichs und spannen Sie die Muskeln stark an. Übertreiben Sie die Bewegung, während Sie die Spannung 5 Sekunden lang halten und dann lösen.

Wiederholen Sie die Übung 10-mal.

Hinweis

Diese Übung dehnt auch Ihre Brustmuskeln und hebt Ihre Brust. Sie sollten die unter der Haut hervorstehenden Bänder des Platysmas sehen können und eine Spannung in den Sehnen des Halses spüren. Möglicherweise tritt eine Verspannung auf, die sich erst nach einigen Sekunden löst. Wenn es sich um echte Krämpfe handelt, unterbrechen Sie die Übung für einen Moment, aber bleiben Sie am Ball. Es ist ein Zeichen dafür, dass Ihr Muskel arbeitet.

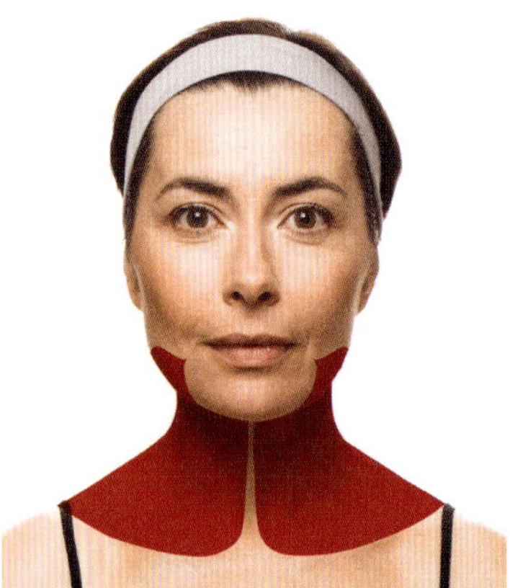

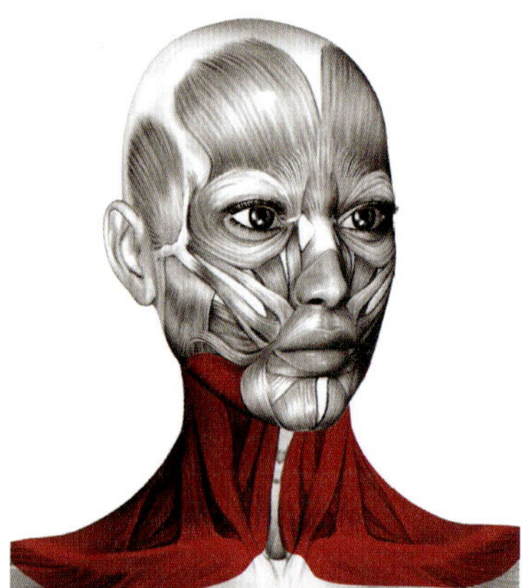

Trainierter Hauptmuskel: **Platysma**

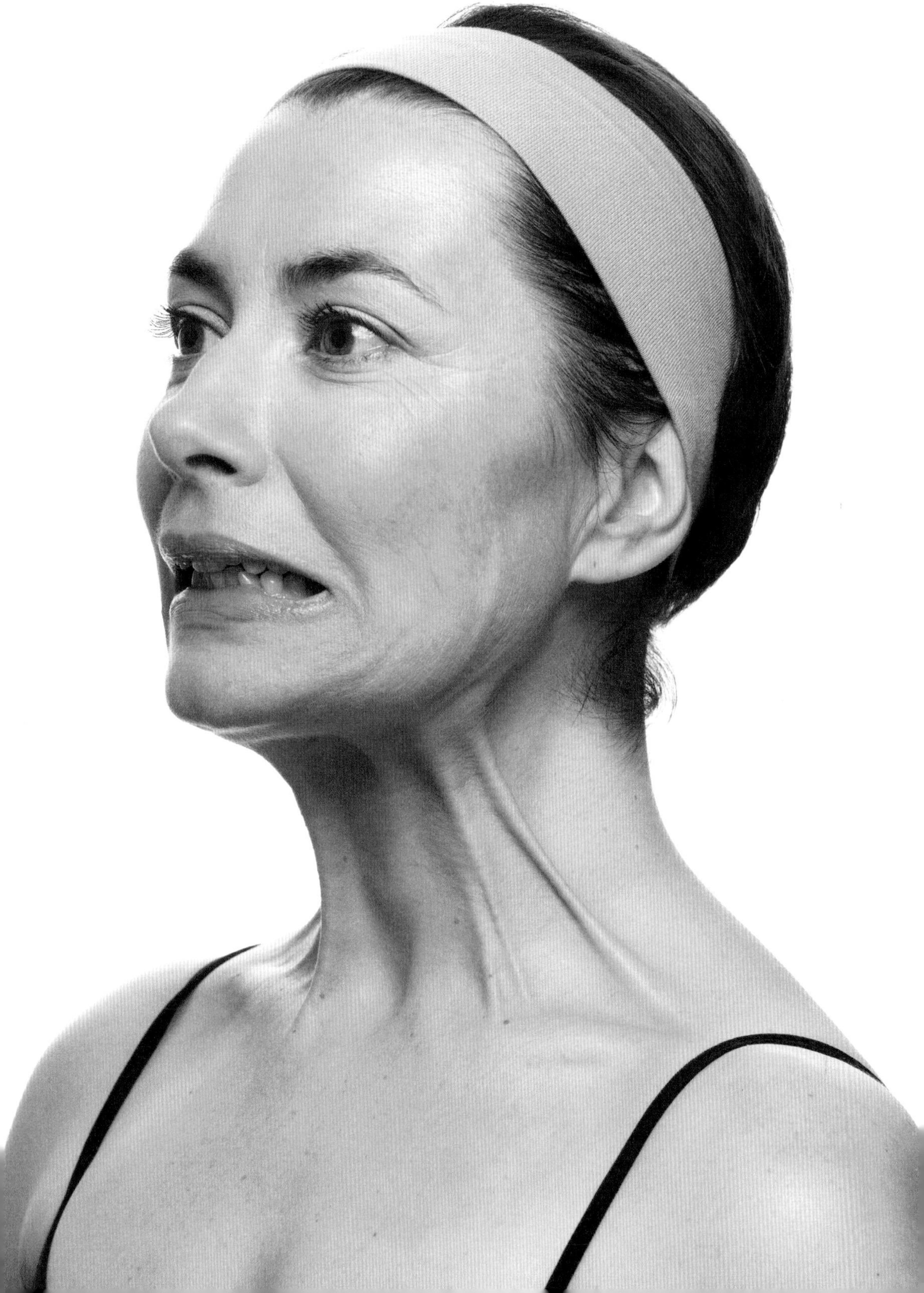

2 MIT DEM PLATYSMA DEN HALS IN DIE LÄNGE DEHNEN

Wirkung
Bei dieser Übung werden die Halsmuskeln nicht der Breite, sondern der Länge nach gedehnt, um einen schlaffen und zu breiten Hals zu korrigieren. Die Übung verlängert den Hals und verleiht ihm neue Spannkraft, ohne ihn dicker zu machen. Sie eignet sich auch hervorragend, um die Muskelfasern im Nacken zu kräftigen.

Ausführung
Dehnen Sie den Hals, indem Sie das Kinn anheben und den Unterkiefer nach vorne schieben. Halten Sie die Spannung 5 Sekunden lang und lösen Sie sie dann wieder.

Führen Sie die Übung 10-mal hintereinander aus.

Hinweis
Sie sollten spüren, wie sich die Bänder dehnen und sich zusätzlich eine Spannung unter dem Kinn aufbaut. Wenn diese zu unangenehm wird, halten Sie die Spannung etwas kürzer und senken Sie ein wenig das Kinn.

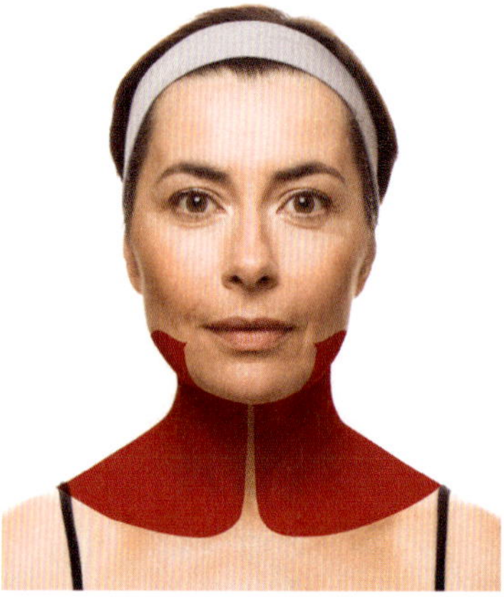

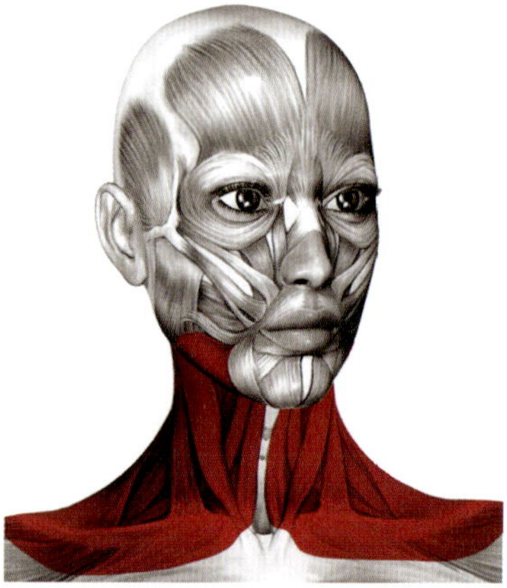

Trainierter Hauptmuskel: **Platysma**

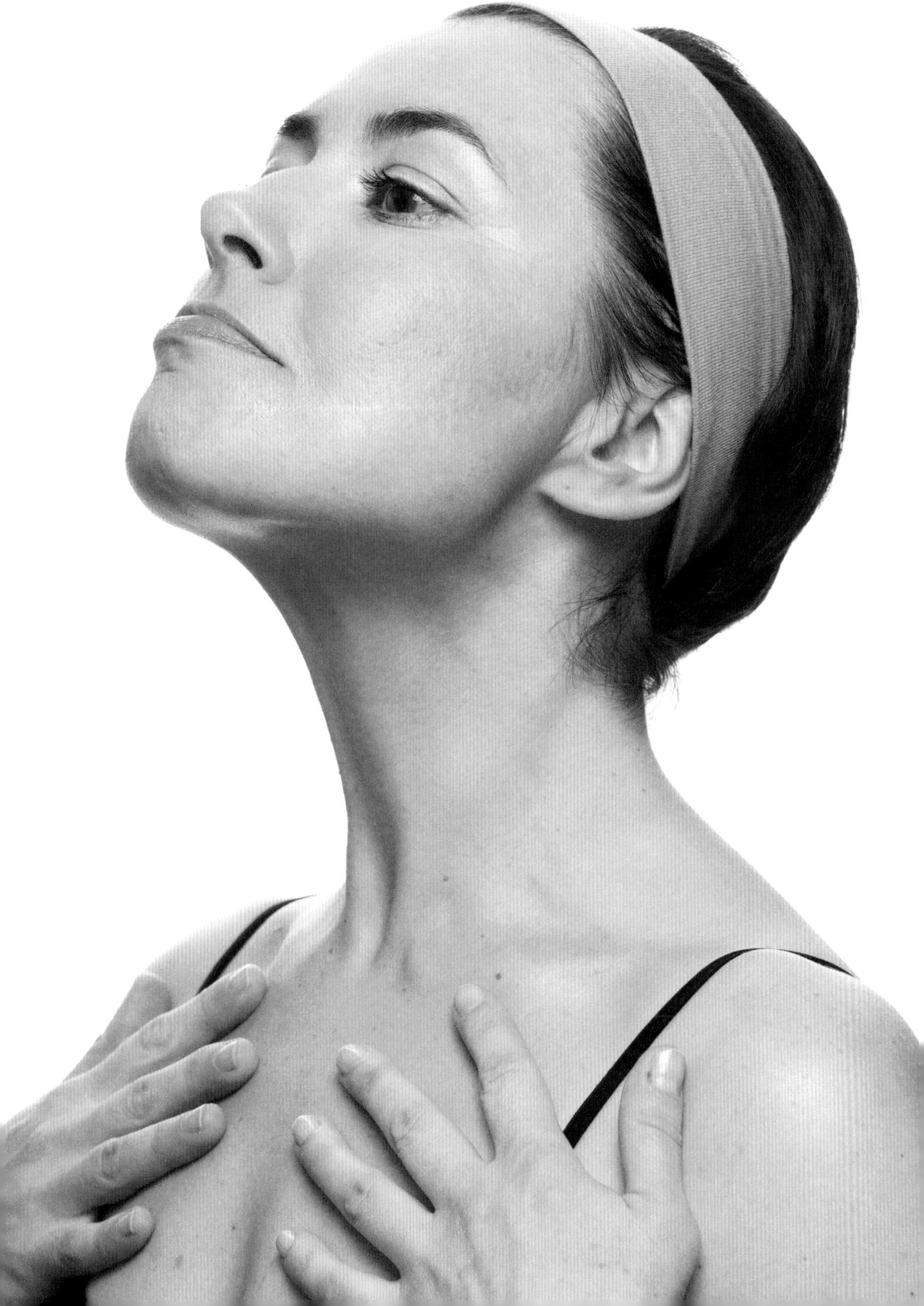

3 MIT DEM DIGASTRICUS DAS GESICHTSOVAL STRAFFEN

Auf diesen Muskel zielen drei Übungen (Nummer 3, 4 und 5) ab.

Wirkung
Nichts verrät das Alter mehr als das Absacken der Gesichtszüge. Diese Übung strafft das Oval. Sie lässt die gesamte untere Gesichtspartie dynamischer wirken und ein Doppelkinn verschwinden.

Ausführung
Öffnen Sie den Mund und drücken Sie die Unterseite des Kinns ganz fest auf Ihre Faust. Versuchen Sie, die Faust so weit wie möglich nach unten zu drücken. Halten Sie die Spannung 5 Sekunden lang und lösen Sie sie dann wieder.

Führen Sie diese Übung 10-mal hintereinander durch.

Hinweis
Wenn Sie eine Spannung unter dem Kinn spüren, ist dies ein gutes Zeichen. Weiter so!

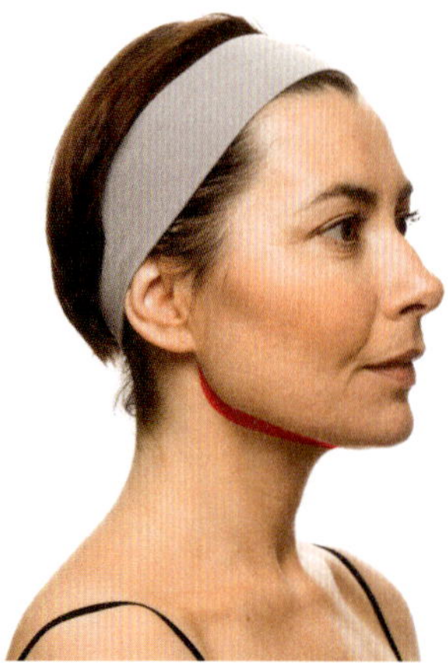

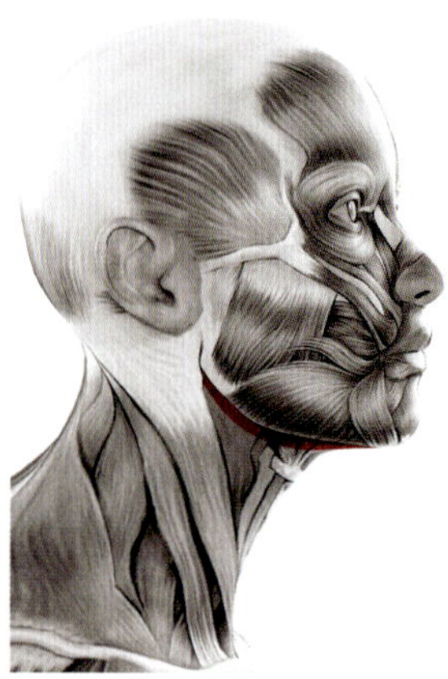

Trainierter Hauptmuskel: **Musculus digastricus**

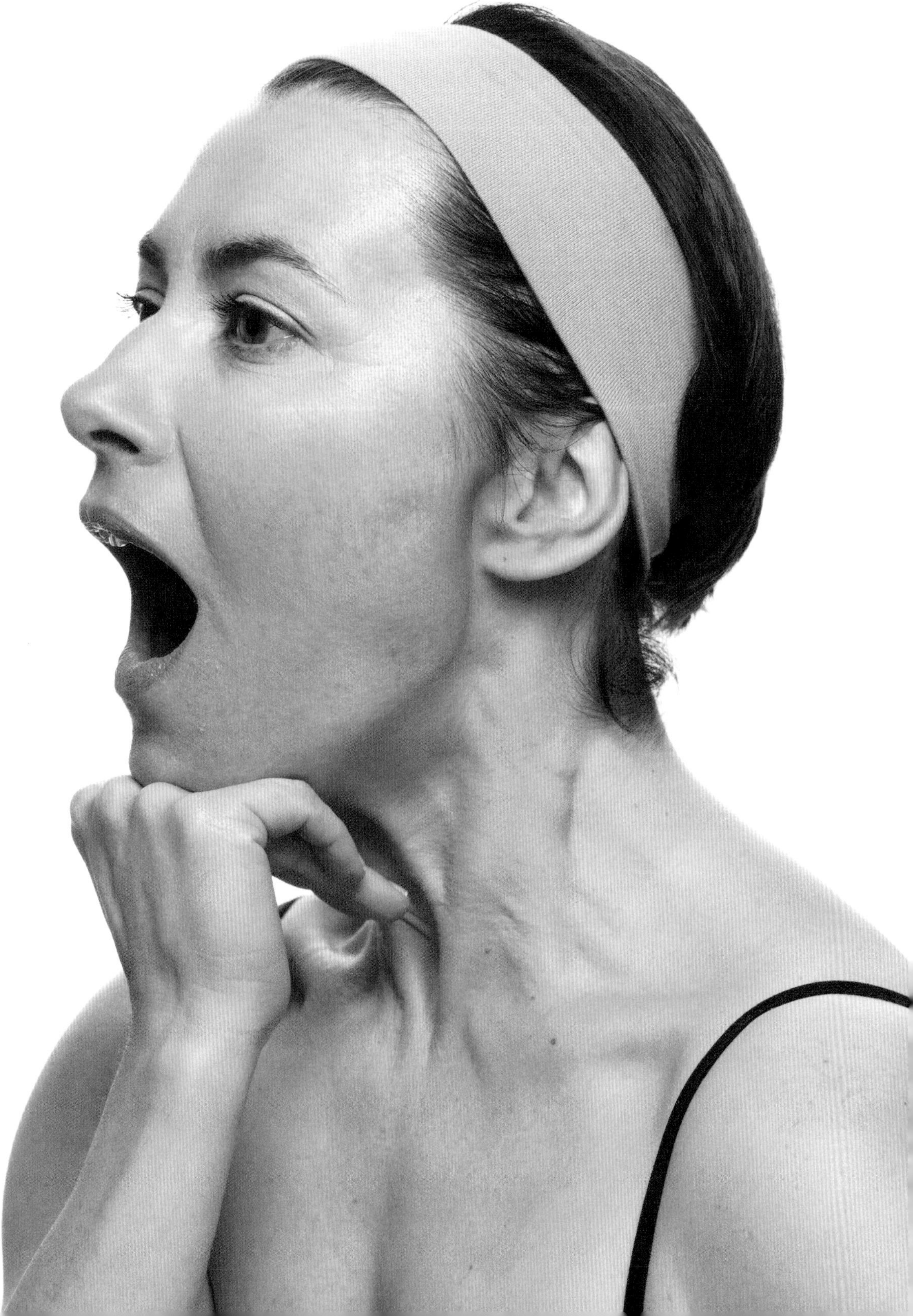

4 MIT DEM DIGASTRICUS EINEM DOPPELKINN VORBEUGEN – TEIL 1

Wirkung
Diese Übung hilft, das Absinken des Ovals und die Bildung eines Doppelkinns zu verhindern oder ein schon vorhandenes zu korrigieren.

Ausführung
Drücken Sie die Zungenspitze sehr fest gegen den Gaumen, direkt hinter den oberen Schneidezähnen. Halten Sie die Spannung 5 Sekunden lang und lösen Sie sie dann wieder.

Führen Sie diese Übung 10-mal hintereinander durch.

Hinweis
Legen Sie einen Finger unter Ihr Kinn, um ein besseres Gefühl für diese Übung zu bekommen. So können Sie die Arbeit des Muskels spüren, der sich dort anspannt. Vielleicht verkrampft sich auch Ihr Kiefer oder Ihr Nacken verspannt sich – eine normale Reaktion, die von der Wirksamkeit der Muskelübung zeugt. Sollte die Anspannung für Sie jedoch unerträglich werden, beenden Sie die Übung und setzen Sie sie zu einem späteren Zeitpunkt fort.

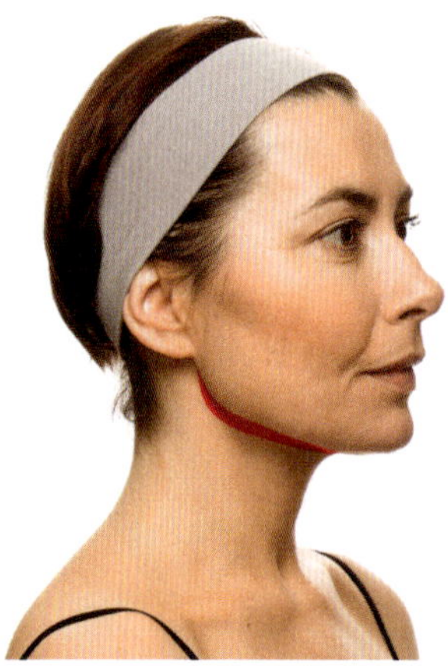

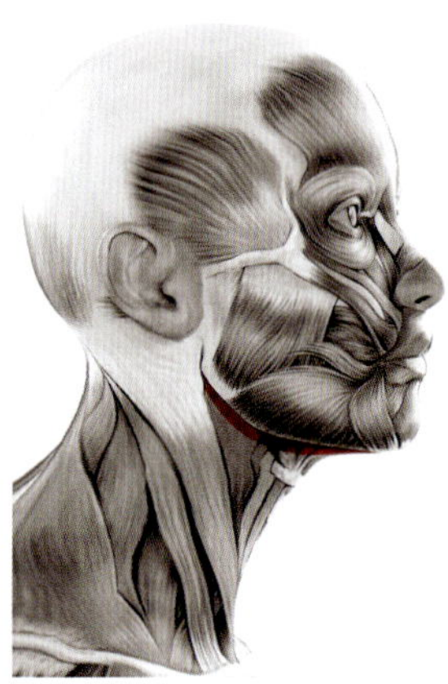

Trainierter Hauptmuskel: **Musculus digastricus**

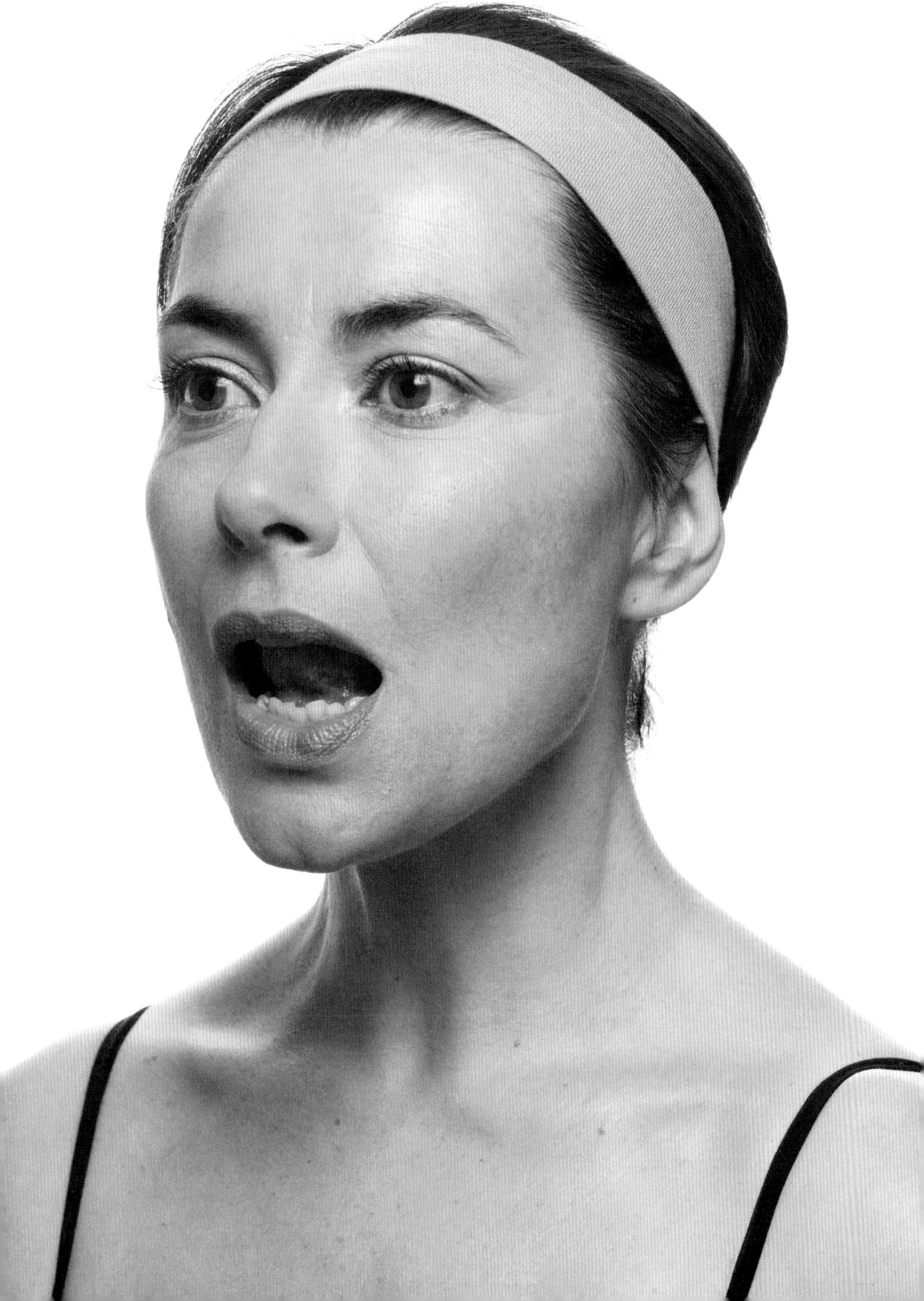

5 MIT DEM DIGASTRICUS EINEM DOPPELKINN VORBEUGEN – TEIL 2

Wirkung

Diese Übung beugt der Entstehung eines Doppelkinns vor und stärkt die untere Gesichtspartie, indem sie den Mundboden maximal dehnt.

Ausführung

Halten Sie den Kopf aufrecht, die Schultern entspannt und den Mund weit geöffnet. Strecken Sie die Zunge so weit wie möglich heraus. Dabei zieht sich der Kiefer zum Hals. Halten Sie die Spannung 5 Sekunden lang und lösen Sie sie dann wieder.

Führen Sie diese Übung 10-mal hintereinander durch.

Hinweis

Wenn Sie Krämpfe im Kieferbereich spüren, ist dies ein Zeichen dafür, dass sich der Musculus digastricus erneut anspannt. Unterbrechen Sie die Übung, aber setzen Sie sie zu einem späteren Zeitpunkt fort. Diese umfassende Übung verleiht der unteren Gesichtspartie auf beeindruckende Weise mehr Spannkraft!

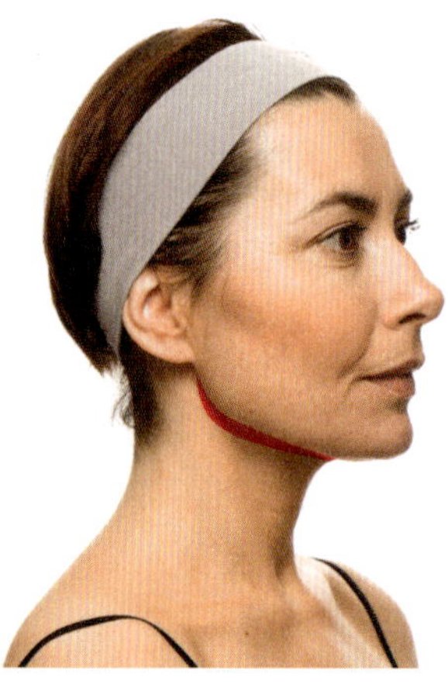

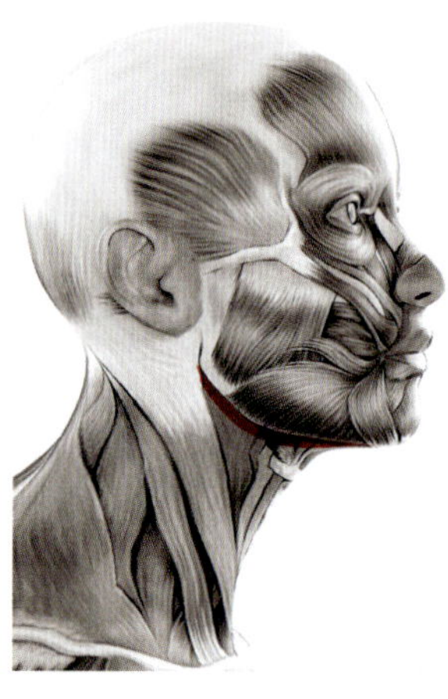

Trainierter Hauptmuskel: **Musculus digastricus**

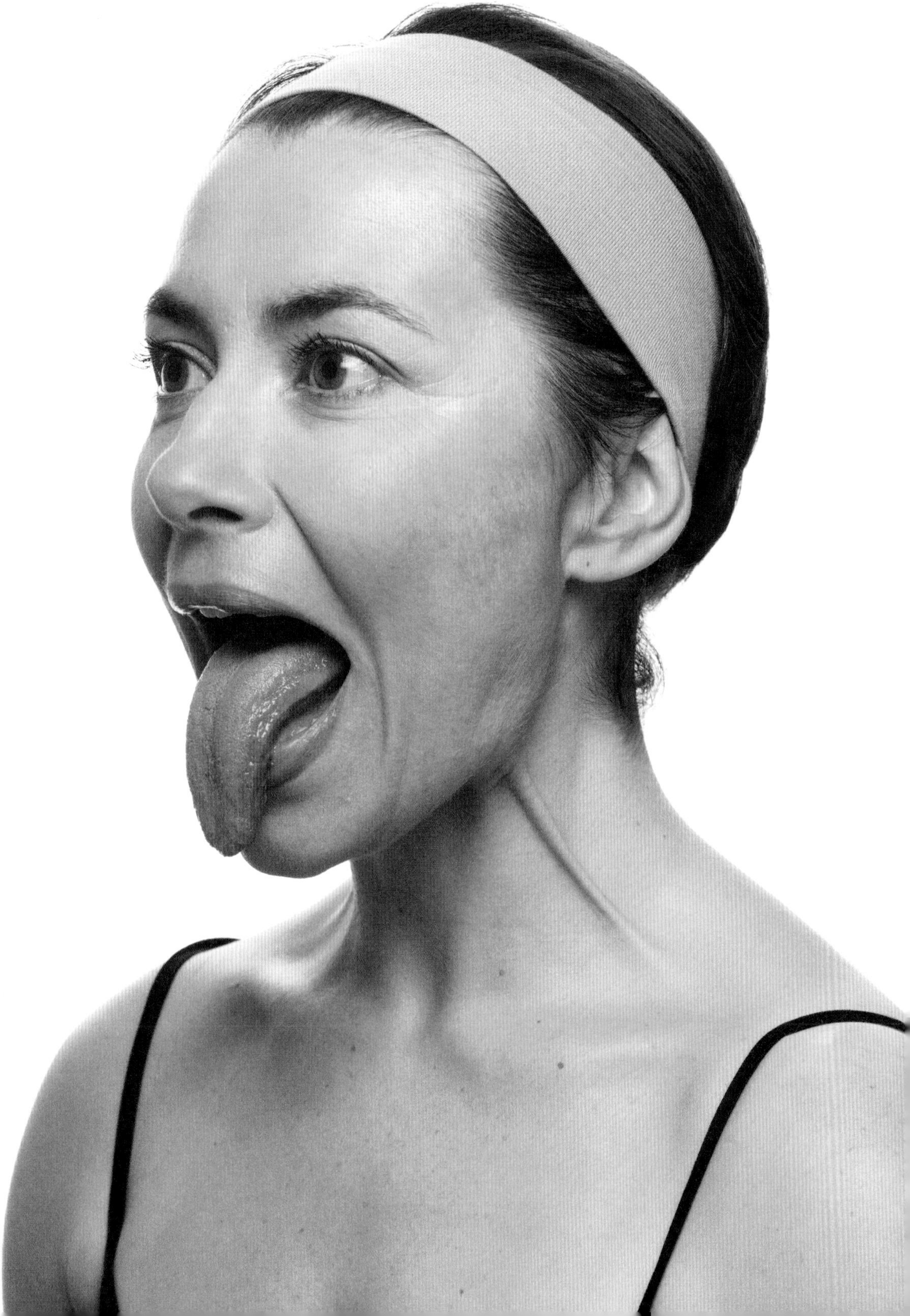

6 MIT DEM KINNMUSKEL DIE KINNPARTIE STÄRKEN

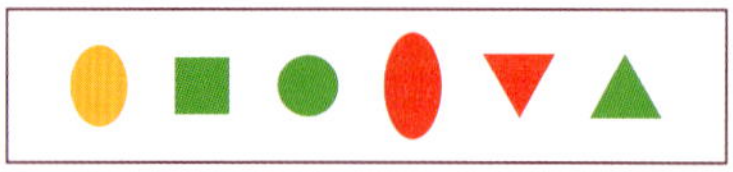

Wirkung
Diese Bewegung strafft das Kinn.

Ausführung
Visualisieren Sie Ihre Kinnspitze und ziehen Sie sie nach oben zum Mund. Halten Sie diese Position 5 Sekunden lang, bevor Sie die Muskeln entspannen.

Führen Sie diese Übung 10-mal hintereinander durch.

Hinweis
Achten Sie darauf, dass Sie nur den Kinnmuskel aktivieren. Nur das Kinn sollte sich nach oben bewegen, nicht die Mundwinkel, die sich dabei senken.

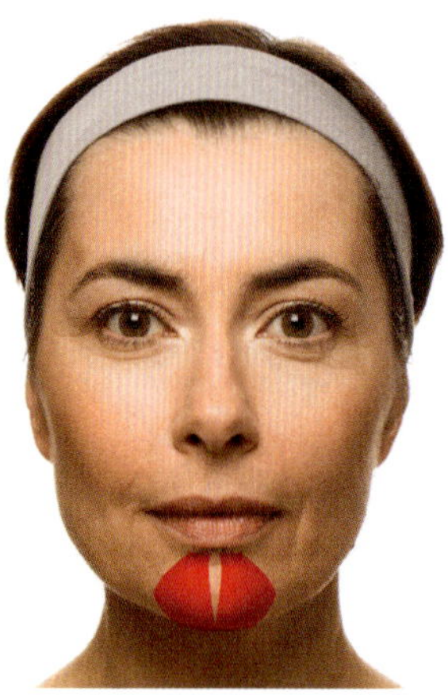

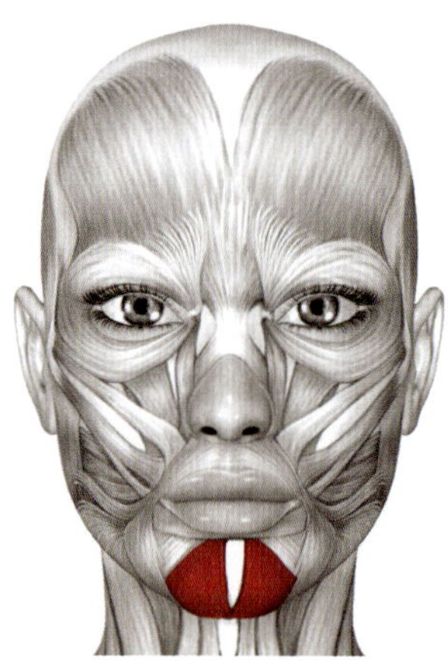

Trainierter Hauptmuskel: **Kinnmuskel**

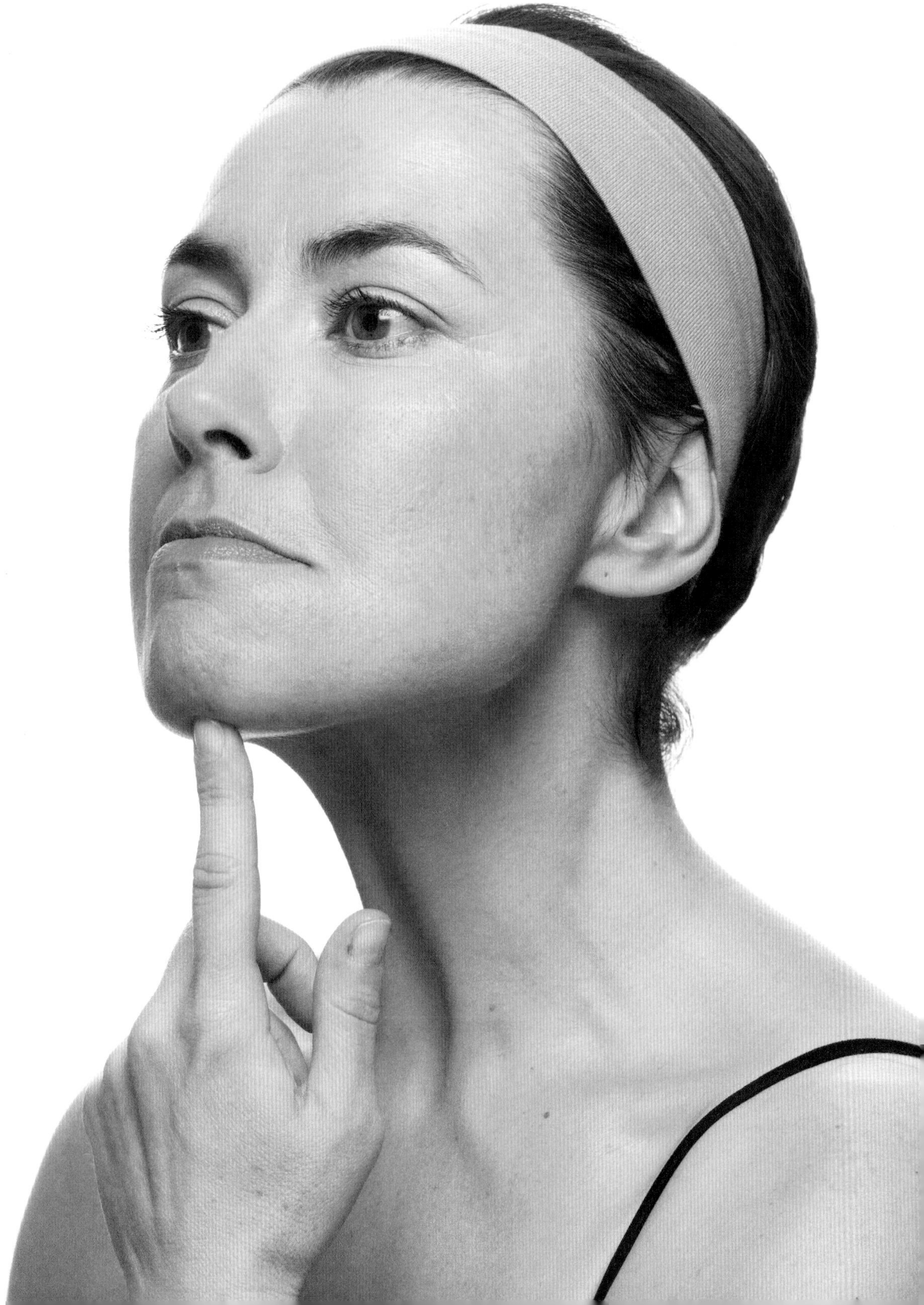

7 MIT DEN UNTERLIPPENSENKERN UNTERLIPPE UND KINN KRÄFTIGEN

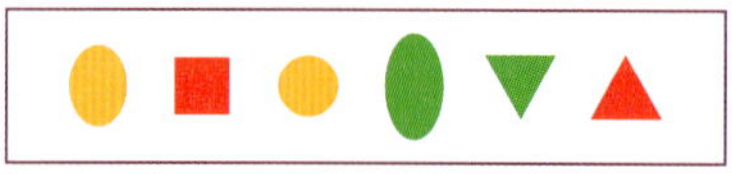

Wirkung
Diese Übung stärkt die Muskulatur der unteren Gesichtspartie, strafft die Unterlippe und formt das Kinn am Übergang zu den Wangen.

Ausführung
Halten Sie den Kiefer geschlossen und ziehen Sie die Unterlippe nach unten, ohne den Rest des Mundes zu bewegen. Die untere Zahnreihe sollte zu sehen sein. Gehen Sie sanft vor und vermeiden Sie Spannungen in den Mundwinkeln. Halten Sie die Stellung 5 Sekunden lang und lösen Sie sie dann wieder.

Führen Sie die Übung 10-mal hintereinander durch.

Hinweis
Sie sollten eine Spannung in den Kinnwinkeln spüren.

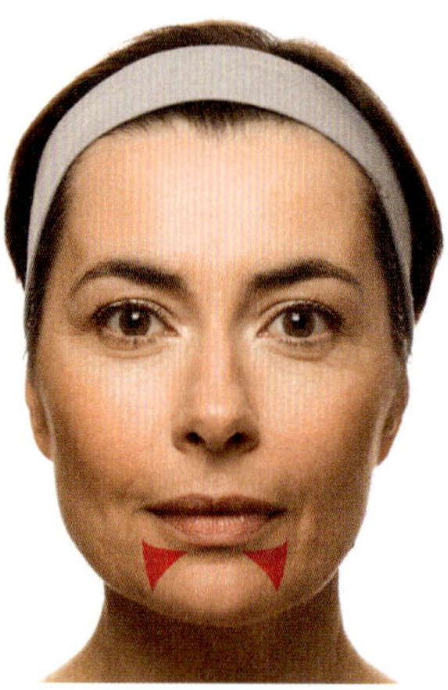

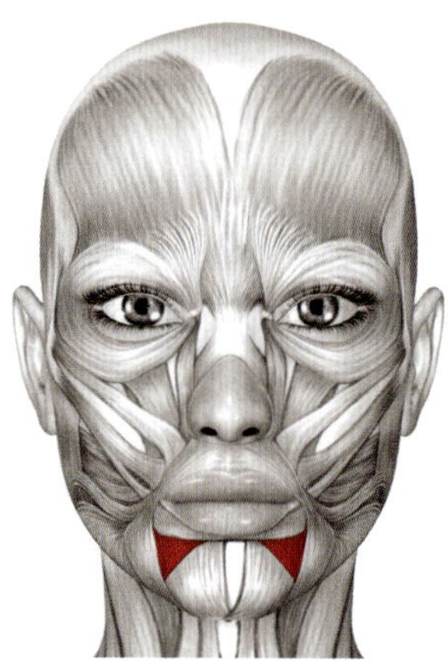

Trainierte Hauptmuskeln: **Unterlippensenker**

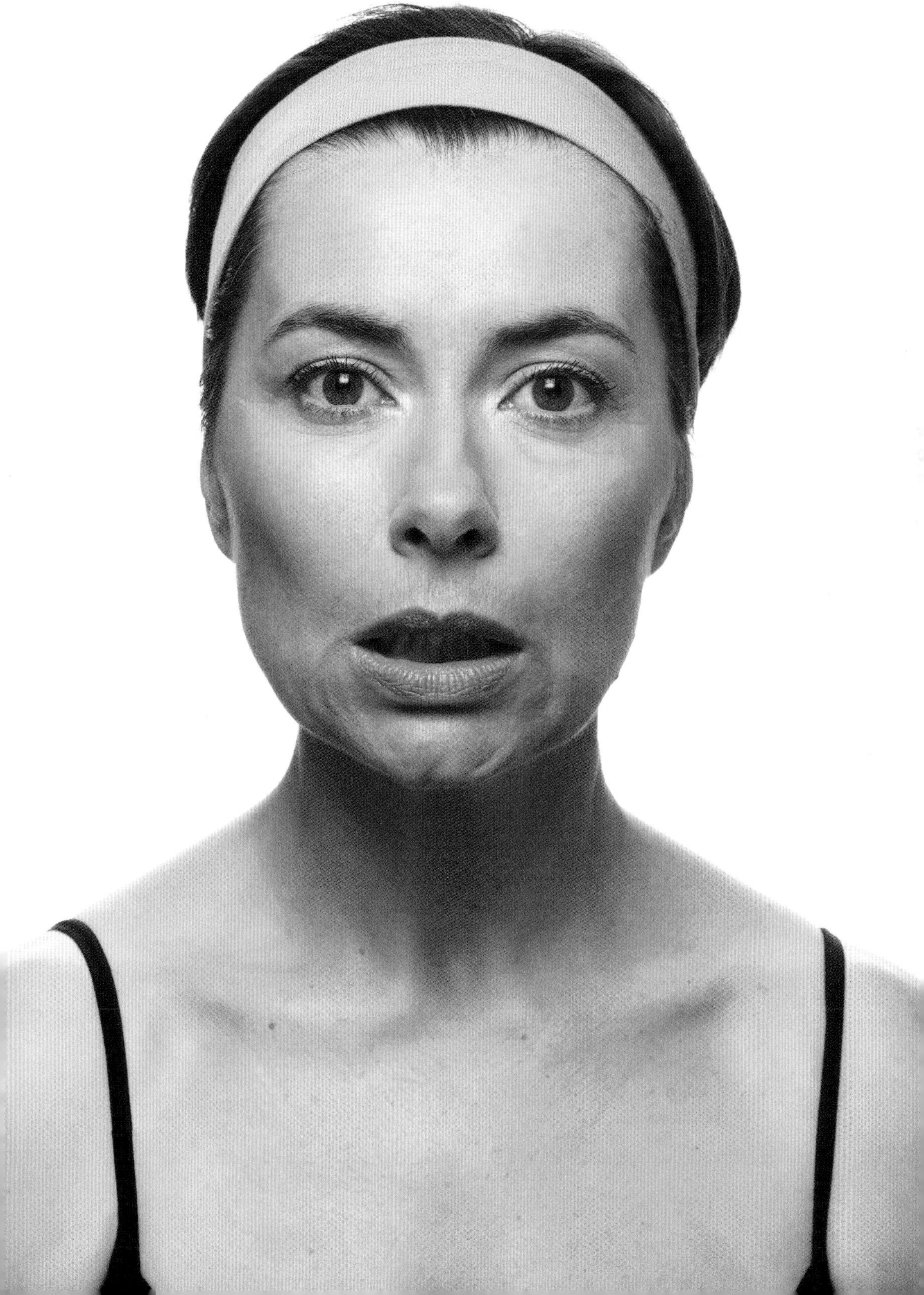

8 MIT DEN MUNDWINKELSENKERN GEGEN HÄNGEWANGEN VORGEHEN

Wirkung
Diese Übung kann das schlaffe, unförmige Aussehen von Hängewangen und das Oval des Kinns korrigieren.

Ausführung
Ziehen Sie vor dem Spiegel die äußeren Mundwinkel nach unten, als würden Sie einen Schmollmund ziehen. Übertreiben Sie die Bewegung so stark wie möglich. Halten Sie die Spannung 5 Sekunden lang voller Kraft und lösen Sie sie dann wieder.

Führen Sie die Übung 10-mal hintereinander durch.

Hinweis
Sie sollten sehen, wie sich das Kinn durch die Muskelarbeit zusammenzieht, und die Anspannung bis zu den Nasenflügeln spüren. Diese Übung ist eine gute Ergänzung zu Übung Nummer 6, die die Kinnmuskulatur trainiert.

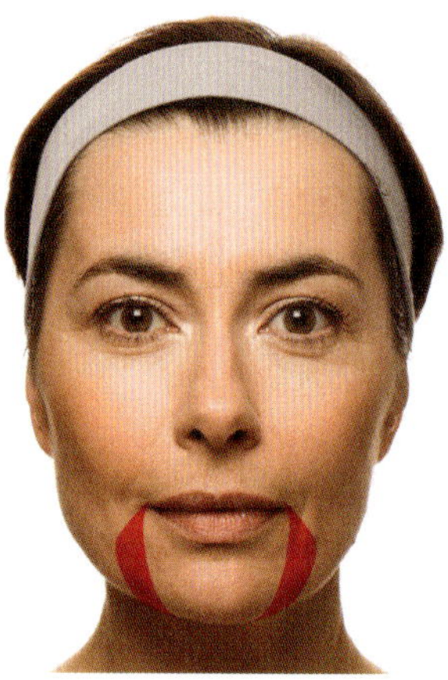

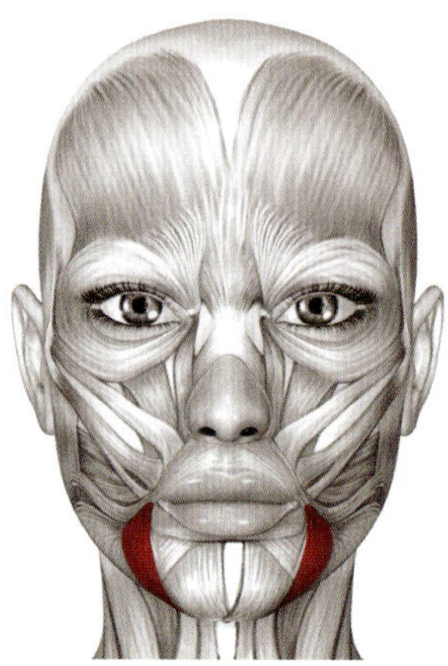

Trainierte Hauptmuskeln: **Mundwinkelsenker**

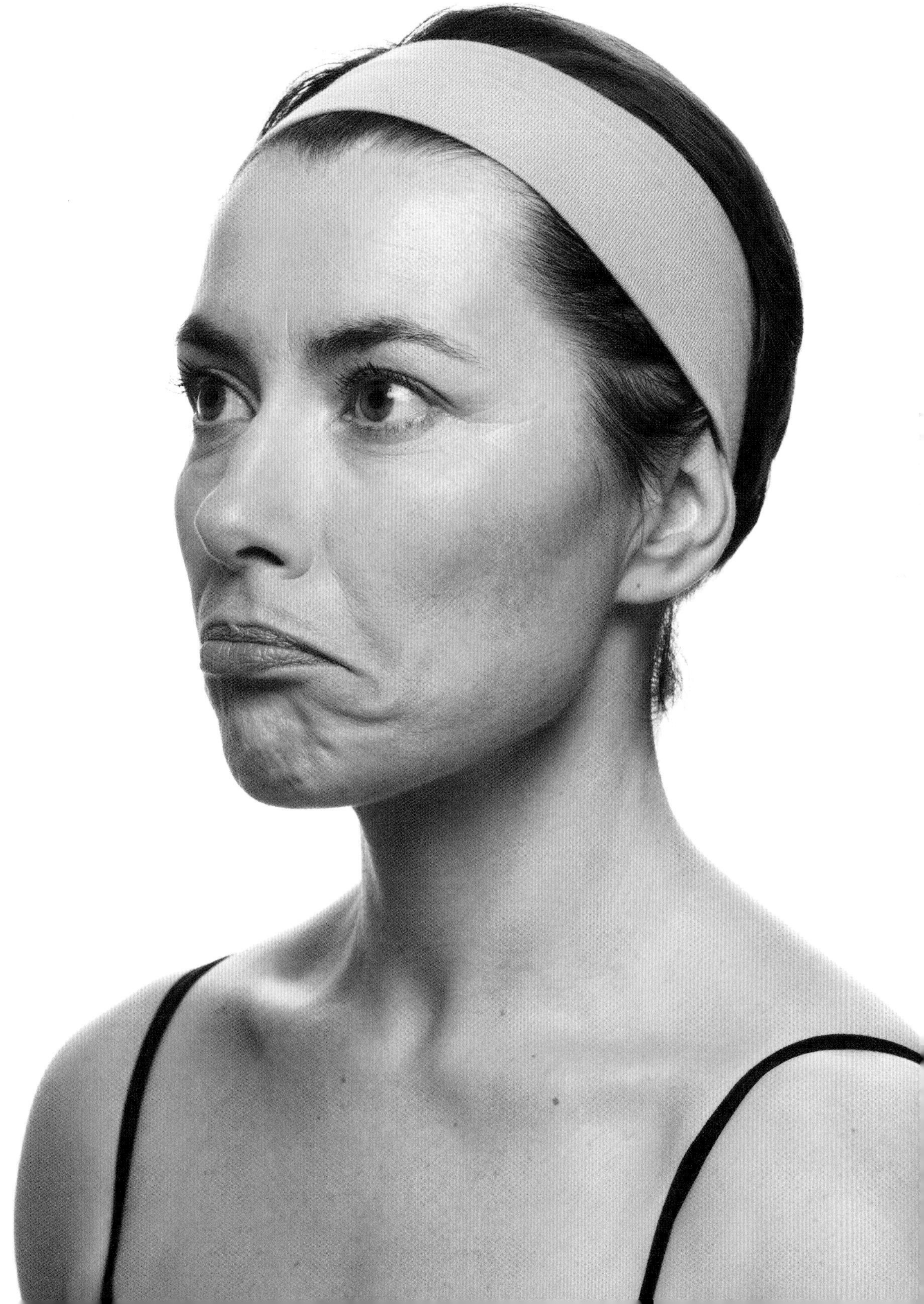

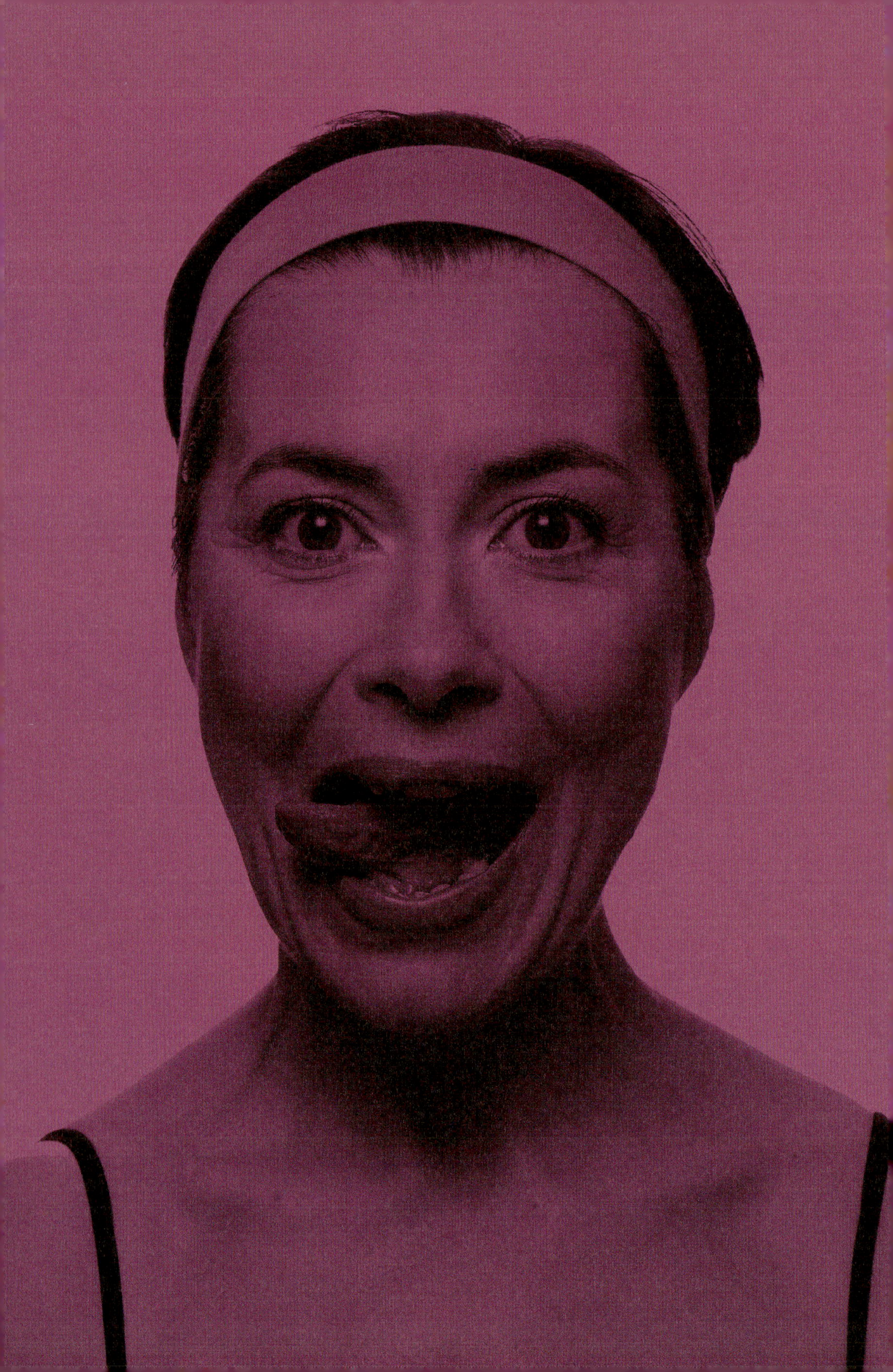

DIE MITTLERE GESICHTSPARTIE: MUND, WANGEN UND WANGENKNOCHEN

Der Mund nimmt einen wichtigen Teil des Gesichts ein. Weil die Lippen mit der Zeit dünner, faltiger und schlaffer werden, möchten manche ihre Mundkonturen straffen oder korrigieren. Die Muskeln, die in den folgenden Übungen trainiert werden, sind sehr stark. Ihre Kräftigung wird das Aussehen Ihres Mundes nachhaltig verbessern.

Das Training der mittleren Gesichtspartie zielt auf Muskeln ab, die für die Struktur, die Harmonie und das jugendliche Aussehen des Gesichts eine Rolle spielen. Mit den Übungen in diesem Abschnitt können Sie diese Muskeln kräftigen.

Der Mundringmuskel: Dieser Muskel umschließt die Lippen und trägt zu ihrem Volumen bei. Er ist so kräftig, dass er das Lächeln definiert.

Die Lachmuskeln: Diese oberflächlichen Muskeln an den Mundwinkeln tragen zum Ausdruck des Lachens und Lächelns bei. Sie sind unerlässlich, um das Absinken der Mundwinkel zu verhindern.

Die Mundwinkelheber: Diese Muskeln setzen an den Mundwinkeln an. Von dort folgen sie dem Verlauf der Wangenknochen.

Die Jochbeinmuskeln: Diese beiden großen Muskeln setzen hinter dem Mundringmuskel an und ziehen sich von den Lippen bis zu den Schläfen. Sie strecken und definieren die mittlere Gesichtspartie.

Die Oberlippen- und Nasenflügelheber: Diese Muskeln sind mit den Nasenflügeln verbunden und straffen den Bereich, in dem sich auf beiden Seiten des Mundes Nasolabialfalten bilden können.

Die Oberlippenheber: Diese Muskeln befinden sich zwischen dem Mundringmuskel und den Augenringmuskeln. Ihr Training zielt vor allem auf eine Definition der Wangenknochen ab.

Die Kau- und Wangenmuskeln: Diese Muskeln sind für das Kauen zuständig. Sie werden bei geschlossenem Kiefer aktiviert. Sie straffen die mittlere Gesichtspartie und sind sehr wichtig für die Gesichtsarchitektur.

9 MIT DEM MUNDRINGMUSKEL DIE MUNDKONTUREN DEFINIEREN

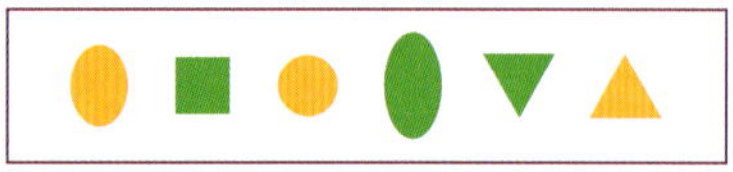

Wirkung

Diese Übung regt die Kollagenproduktion und die Durchblutung an. Sie stärkt die Mundkonturen und lässt die Lippen voller wirken.

Ausführung

Pressen Sie die Lippen zusammen und spitzen Sie sie auf übertriebene Weise, als wollten Sie jemandem einen Kuss geben. Halten Sie Lippen so angespannt wie möglich. Halten Sie die Stellung 5 Sekunden lang und lösen Sie sie dann wieder.

Führen Sie die Übung 10-mal hintereinander durch.

Hinweis

Es sollte eine starke Spannung zu spüren sein, als würden sich die beiden Nasenlöcher berühren. Wenn die Spannung zu unangenehm wird, brechen Sie die Übung ab und versuchen Sie es später erneut.

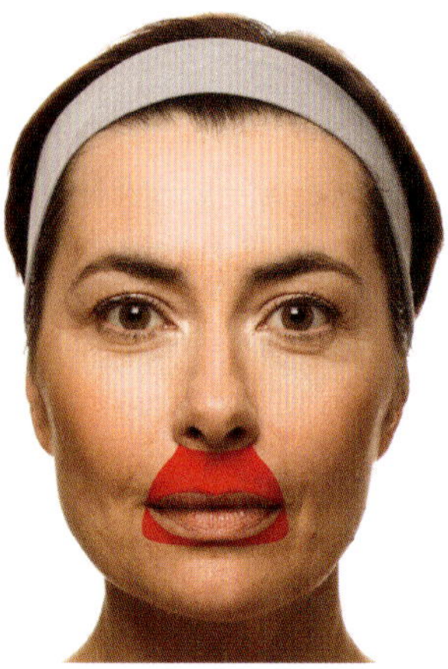

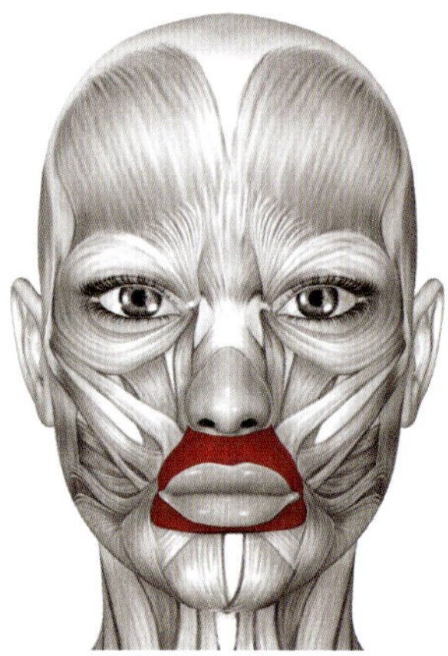

Trainierter Hauptmuskel: **Mundringmuskel**

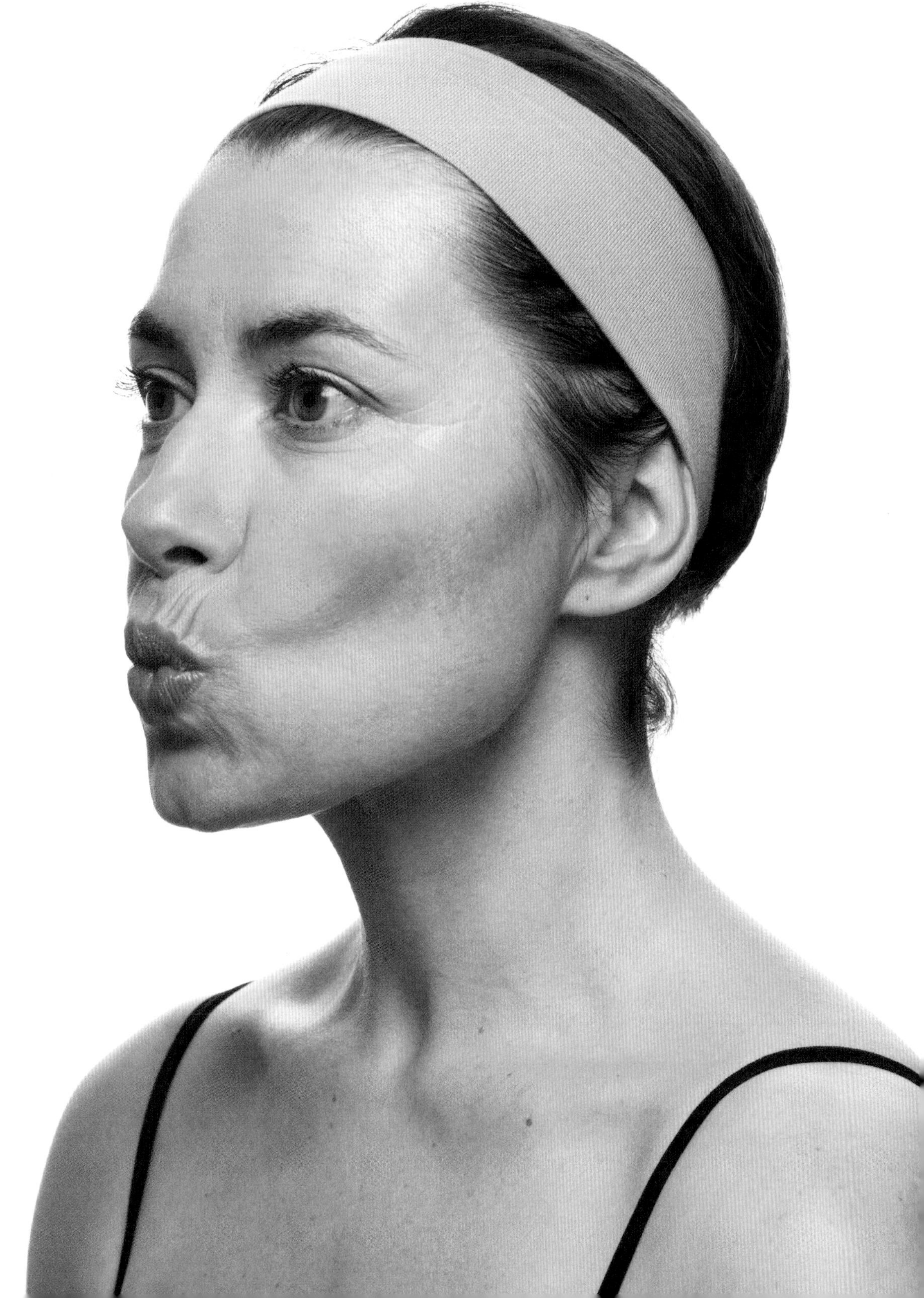

10 MIT DEN LACHMUSKELN EINEM HÄNGENDEN MUND ENTGEGENWIRKEN

Wirkung
Da diese Übung die Lippen dehnt und die Wangen im Bereich der Grübchen strafft, glättet sie die unschönen Falten um den Mund herum.

Ausführung
Lächeln Sie, indem Sie die Mundwinkel leicht nach außen ziehen, ohne den Mund zu öffnen oder die Augen zusammenzukneifen. Der Rest des Gesichts sollte unbeweglich, fast starr bleiben.

Führen Sie die Übung mit leichten Bewegungen etwa 10-mal hintereinander aus.

Hinweis
Bei dieser Übung haben Sie wahrscheinlich das Gefühl, nicht viel für Ihr Lächeln zu tun. Durch die einfache Bewegung wird die Spannung jedoch genau dorthin gelenkt, wo die beteiligten kleinen Muskeln arbeiten.

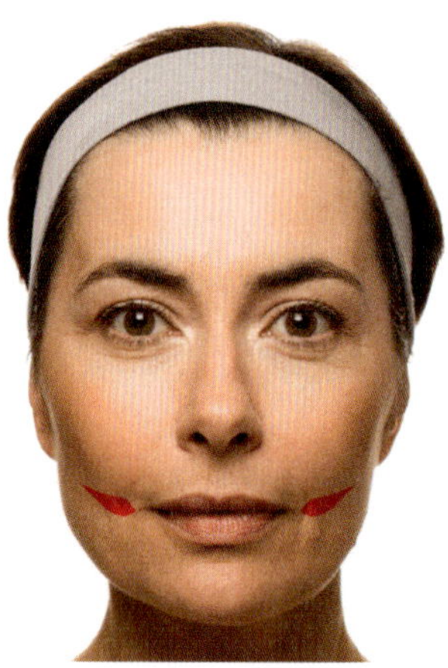

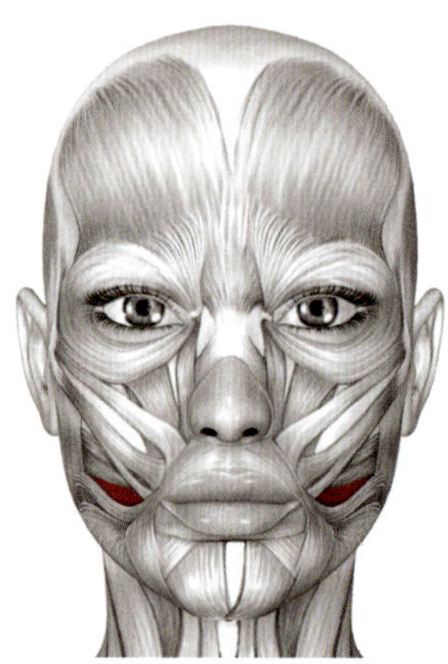

Trainierte Hauptmuskeln: **Lachmuskeln**

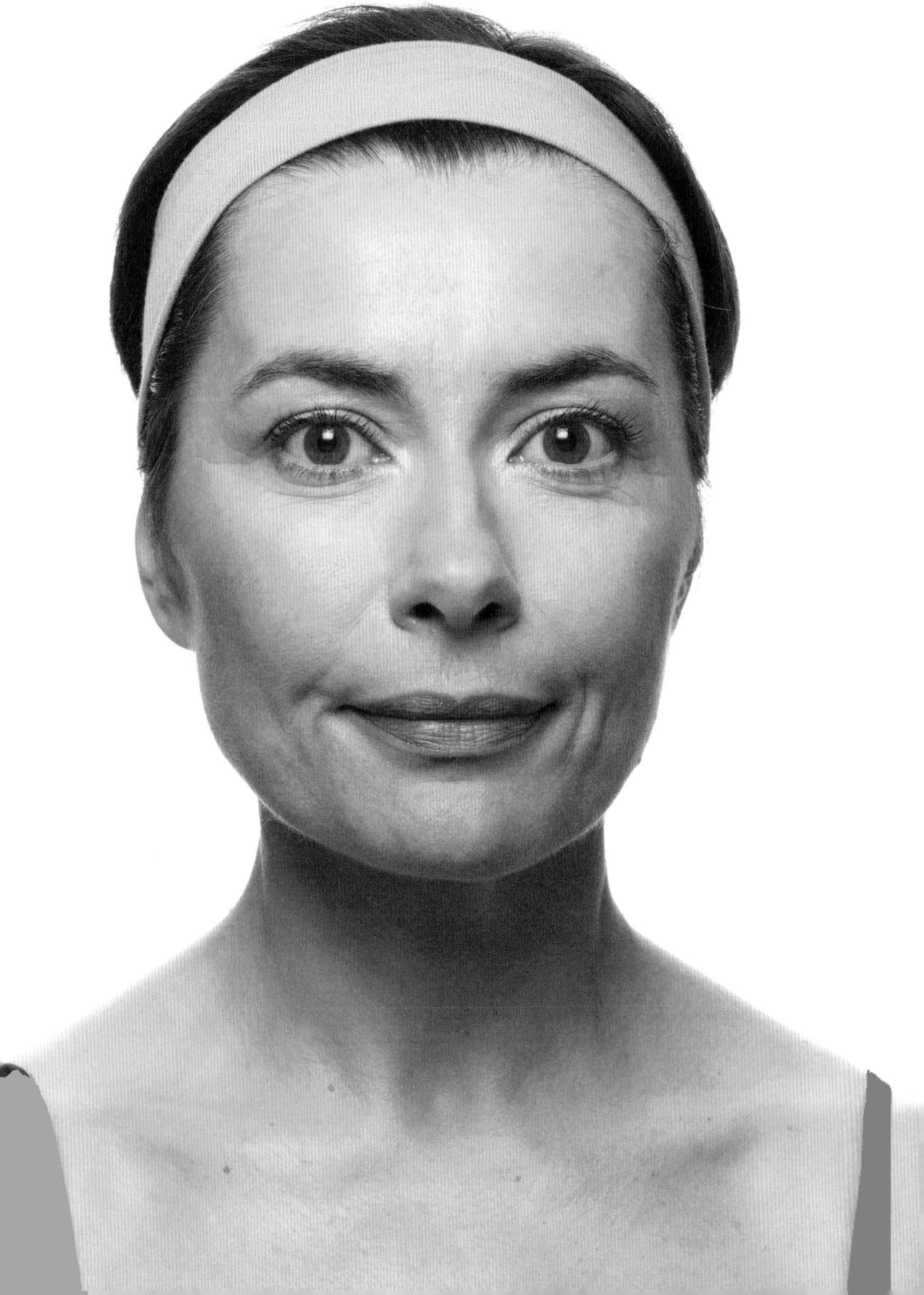

11 MIT DEM MUNDRINGMUSKEL DIE LIPPENKONTUREN STRAFFEN

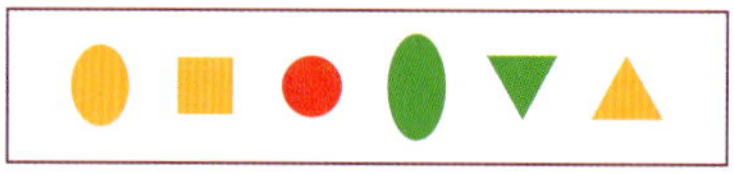

Wirkung
Diese Übung pumpt die Lippenkonturen auf. Mit ihrer Hilfe kann man feine Linien und auch Falten um den Mund herum verschwinden lassen.

Ausführung
Sehen Sie sich Ihren Mund genau im Spiegel an. Drücken Sie die Innenseiten der Wangen fest gegen Ihr Zahnfleisch und pressen Sie dann die Lippen fest aufeinander. Die oberen Zähne liegen auf den unteren, doch der Kiefer übt keinerlei Druck aus. Übertreiben Sie die Bewegung. Halten Sie die Spannung 5 Sekunden lang und lösen Sie sie dann wieder.

Führen Sie die Übung 10-mal hintereinander durch.

Hinweis
Sie sollten sehen können, wie die Lippenkonturen anschwellen, und eine Spannung in den Wangen – genau dort, wo sich die Grübchen befinden – sowie ein krampfähnliches Gefühl im Kieferwinkel spüren. Bleiben Sie dran: Es funktioniert!

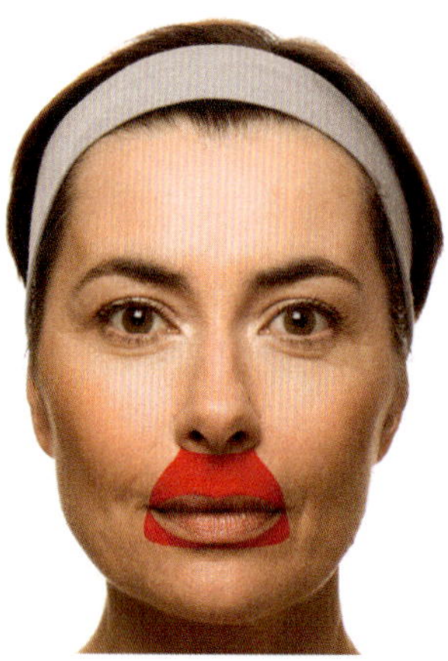

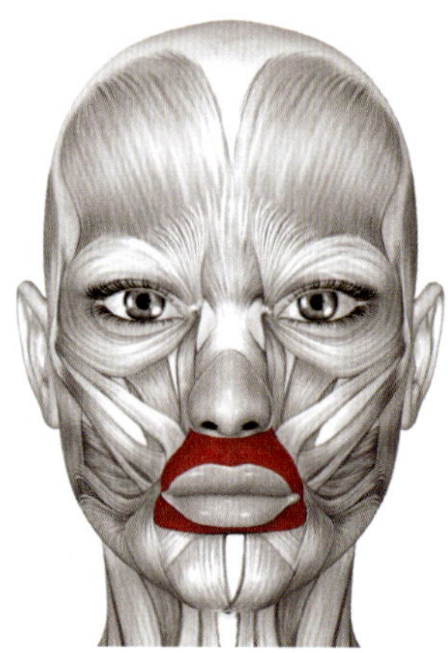

Trainierter Hauptmuskel: **Mundringmuskel**

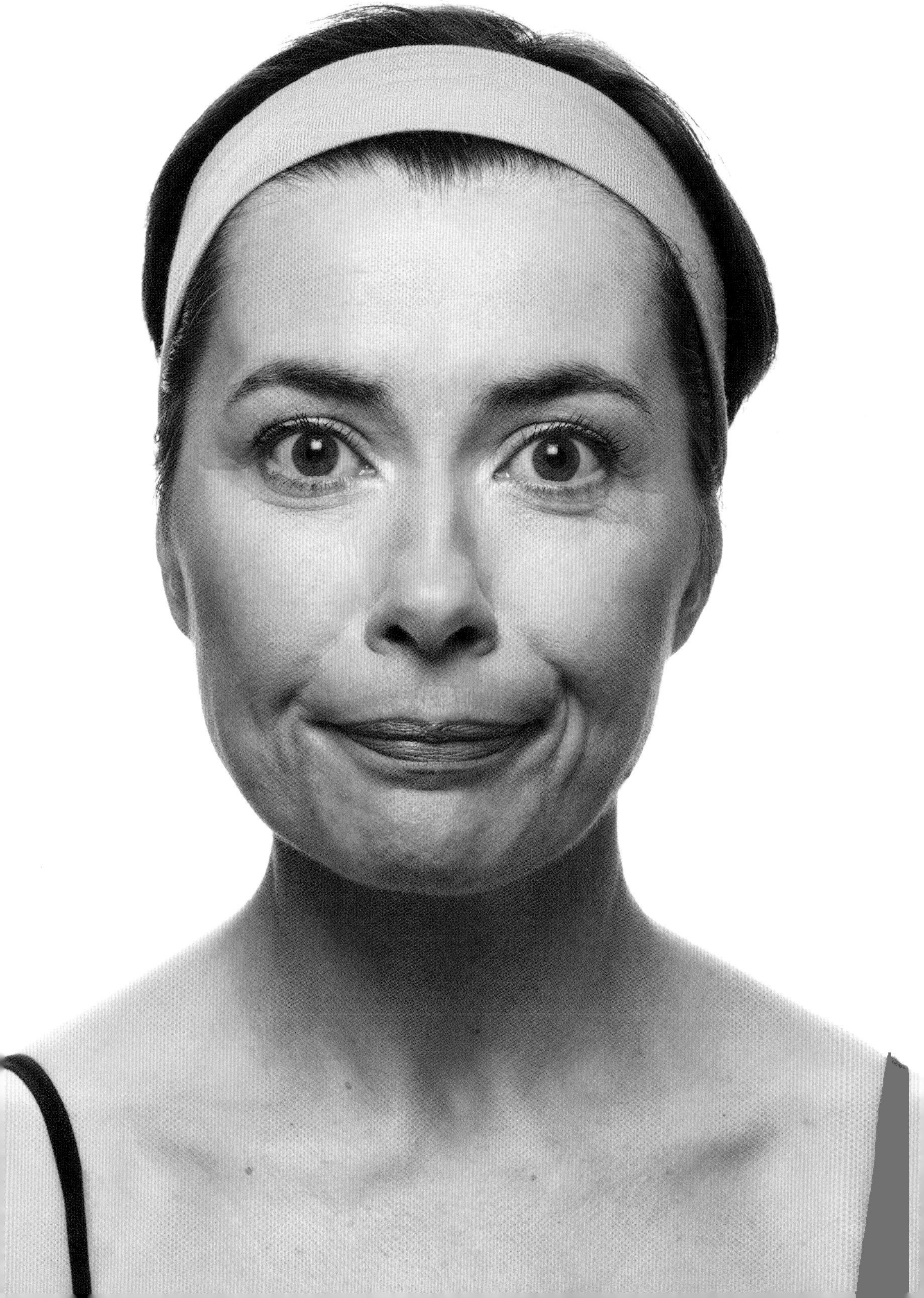

12 MIT DEN MUNDWINKELHEBERN DIE OBERLIPPE STRAFFEN

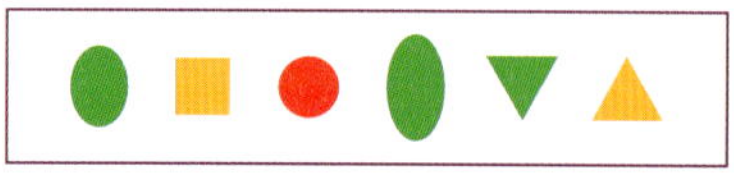

Wirkung
Durch das Training der an dieser Übung beteiligten Muskeln kann man einen traurig wirkenden, schlaffen Mund verändern, indem man ihn strafft und der Oberlippe mehr Volumen verleiht.

Ausführung
Stellen Sie sich vor den Spiegel, schließen Sie die Lippen an den Zähnen und strecken Sie Ihr Lächeln so weit wie möglich. Halten Sie diese Spannung 5 Sekunden lang und lösen Sie sie dann wieder.

Führen Sie die Übung 10-mal hintereinander durch.

Hinweis
Sie sollten eine Spannung in den Wangen und in den Mundwinkeln spüren.

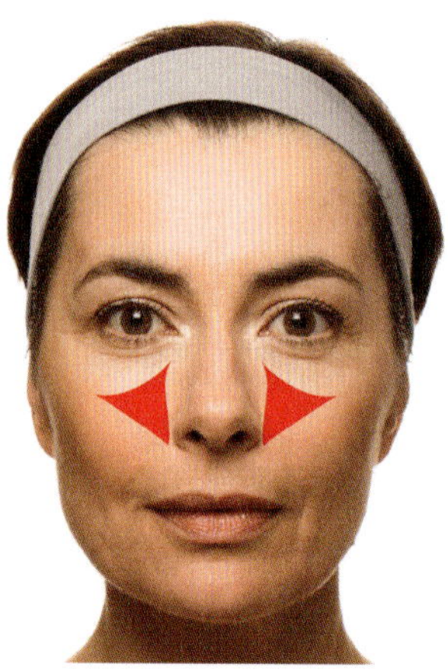

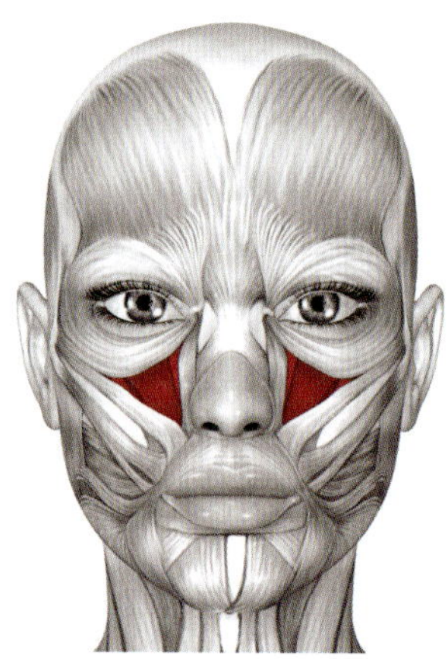

Trainierte Hauptmuskeln: **Mundwinkelheber**

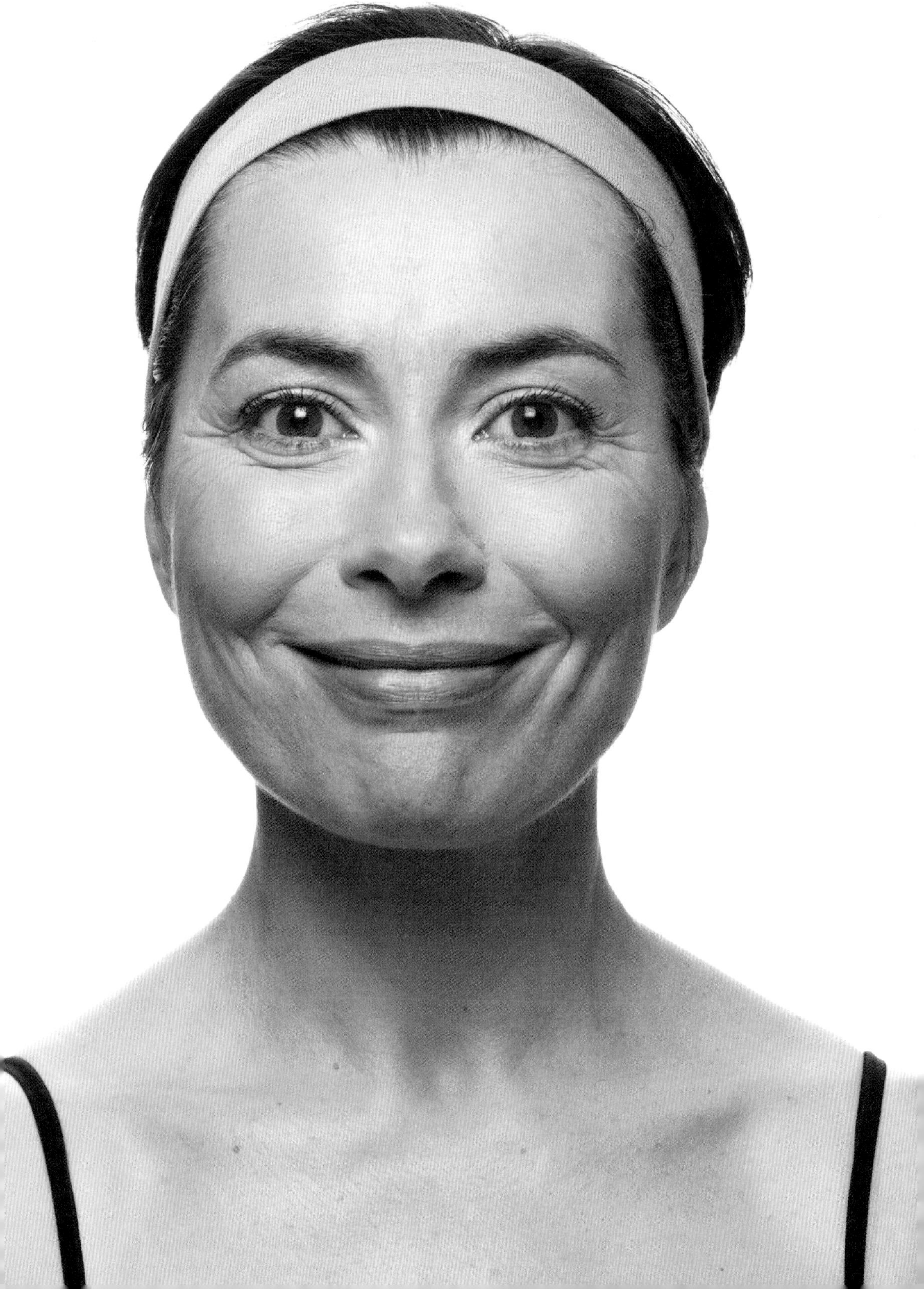

13 MIT DEM MUNDRINGMUSKEL DIE LIPPEN AUFPOLSTERN

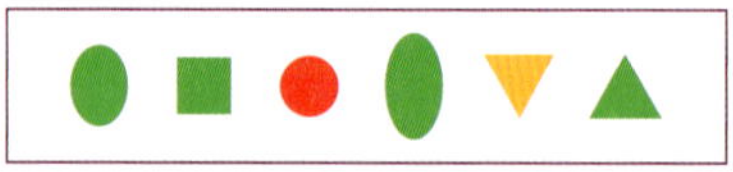

Wirkung

Diese Übung verhilft zu schönen, vollen Lippen, da sie besonders der Oberlippe mehr Volumen verleiht.

Ausführung

Drücken Sie die Oberlippe fest auf Ihre Unterlippe und ziehen Sie die Lippen dabei nach innen (anstatt sie zu spitzen), sodass Sie sehen können, wie die Oberseite der Oberlippe anschwillt. Halten Sie die Spannung 5 Sekunden lang und lösen Sie sie dann wieder.

Führen Sie die Übung 10-mal hintereinander durch.

Hinweis

Sie sollten eine Spannung im oberen Bereich des Mundes oder ein leicht krampfartiges Gefühl im Bereich der Oberlippe spüren. Diese Übung ist eine gute Ergänzung zu Übung Nummer 11.

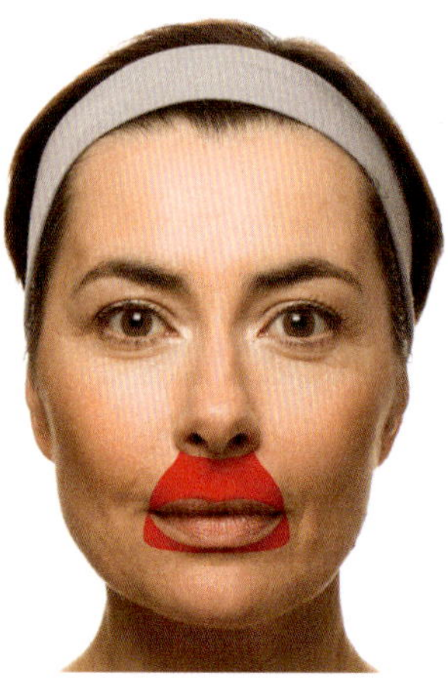

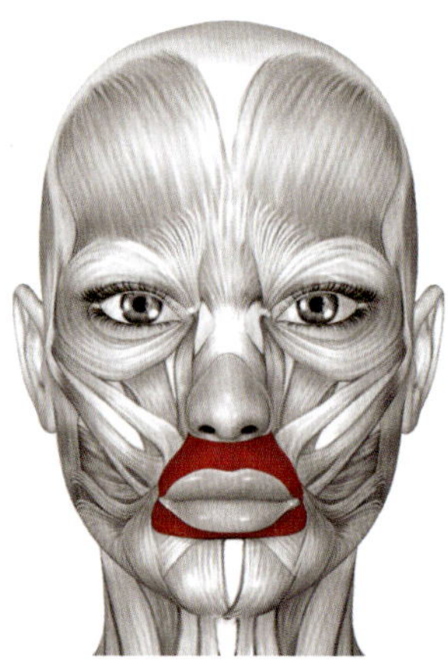

Trainierter Hauptmuskel: **Mundringmuskel**

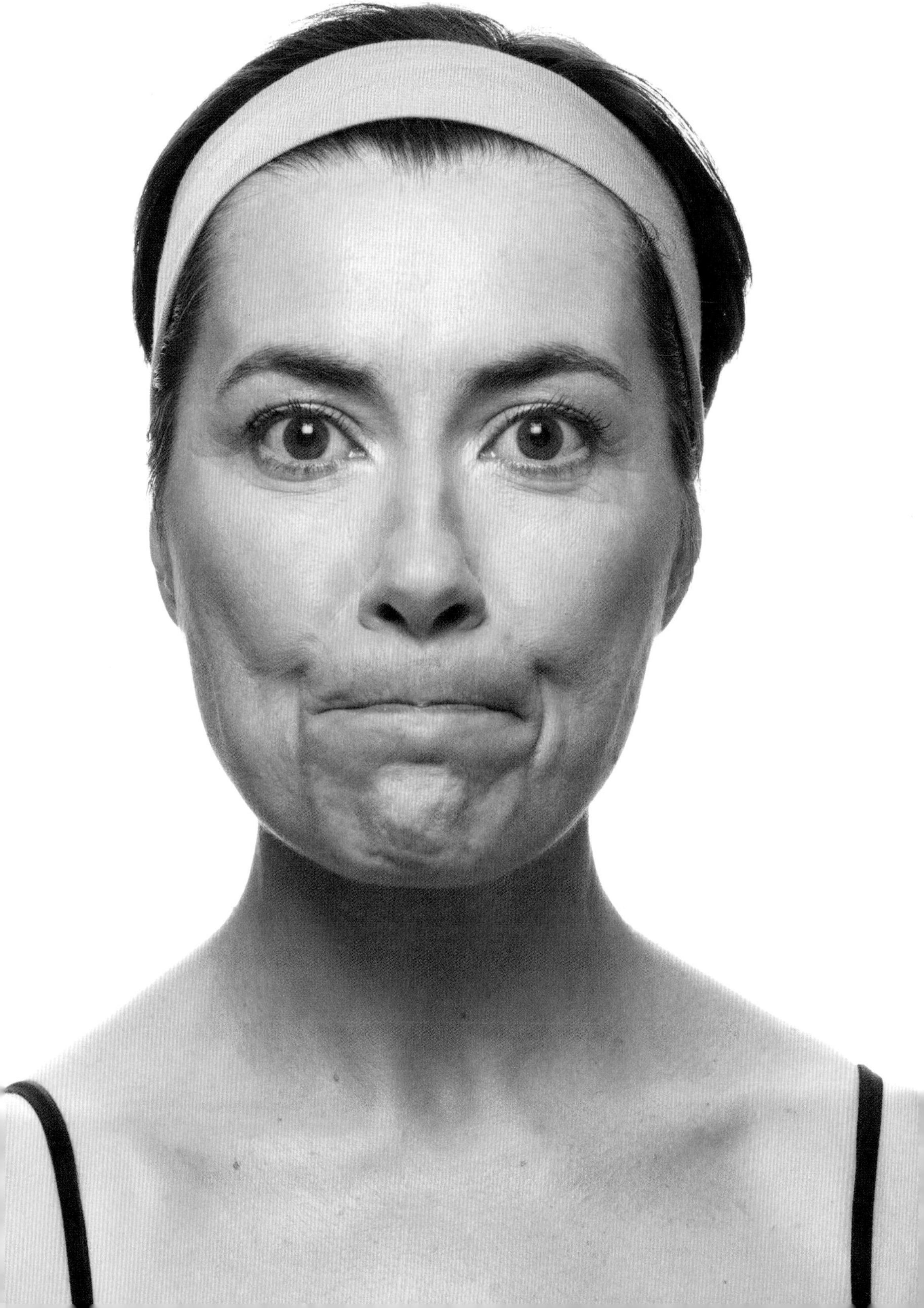

14 MIT DEM MUNDRINGMUSKEL UND DEN JOCHBEINMUSKELN DIE MUNDKONTUREN DEFINIEREN

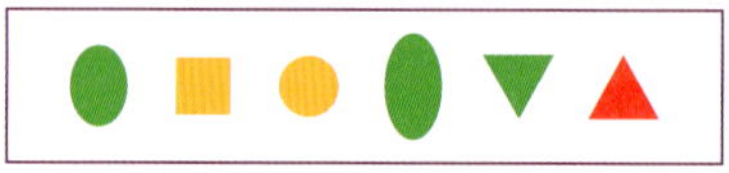

Wirkung
Diese Übung trainiert den gesamten Mund, einschließlich seiner Konturen, und ist eine gute Ergänzung zu den vorigen Übungen.

Ausführung
Strecken Sie die Zunge heraus, um sie nacheinander nach vorne, nach rechts, nach oben, nach links und schließlich nach unten zu strecken. Halten Sie jede Position 3 Sekunden lang.

Führen Sie die Übung 5-mal hintereinander durch.

Hinweis
Sie werden die Übung anfangs wahrscheinlich als anstrengend empfinden. Gehen Sie langsam vor, um keine allzu schmerzhaften Verspannungen auszulösen.

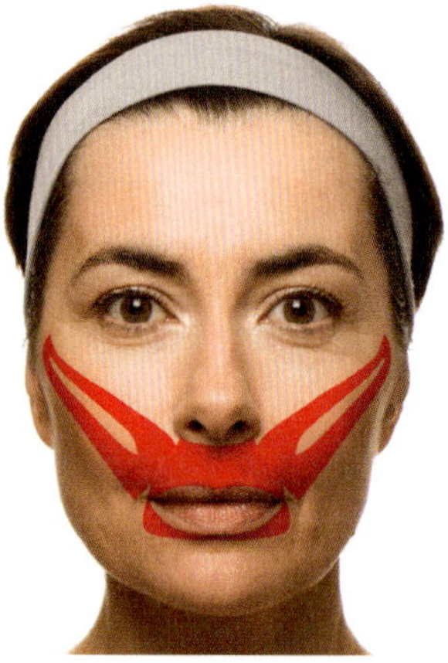

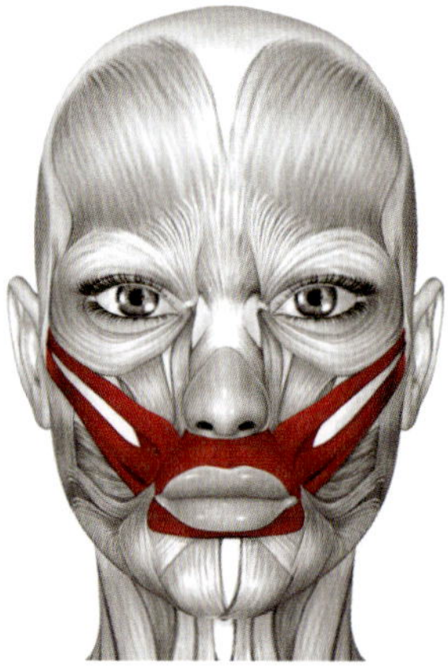

Trainierte Hauptmuskeln: **Mundringmuskel und Jochbeinmuskeln**

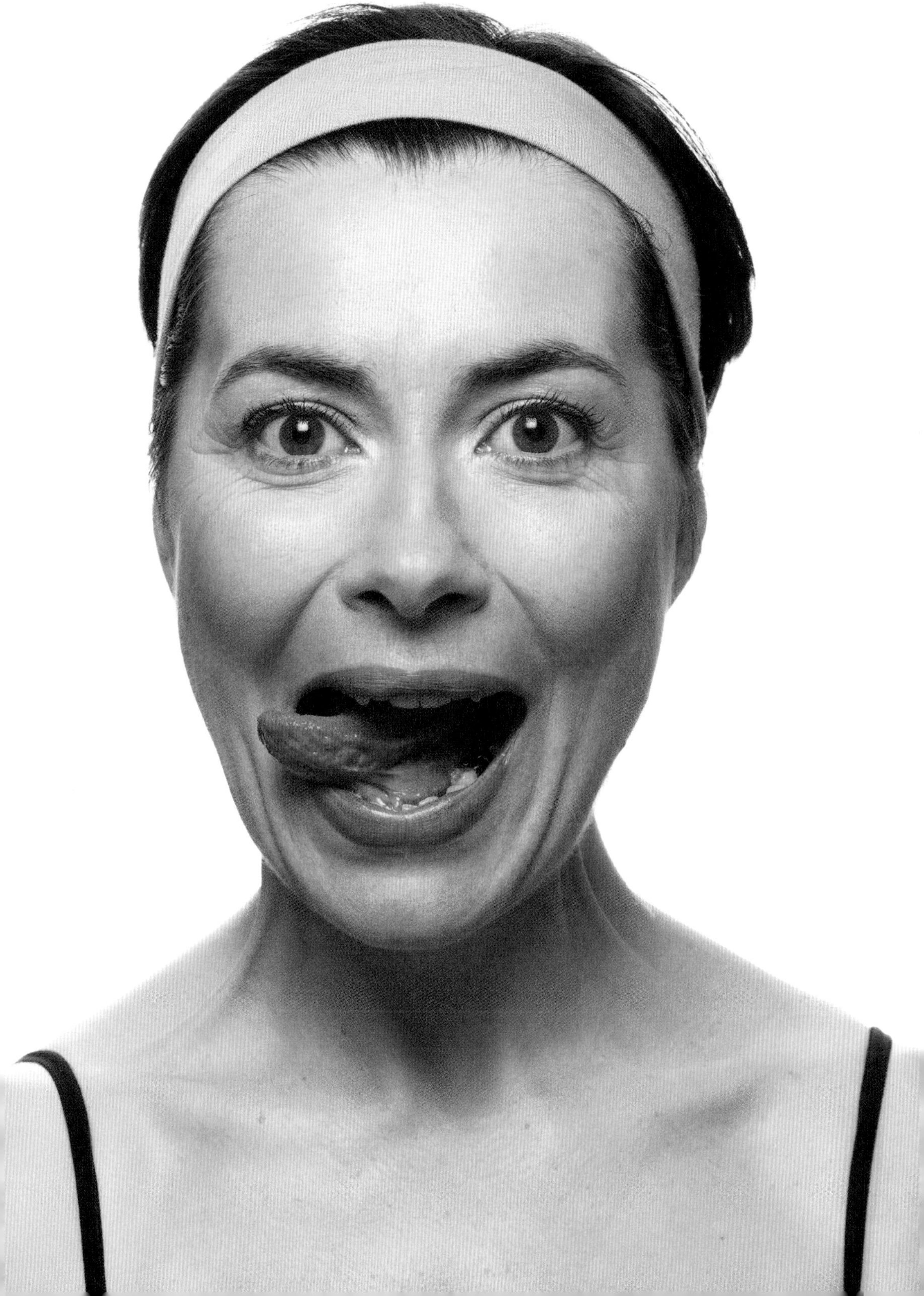

15 MIT DEN OBERLIPPEN- UND NASENFLÜGELHEBERN NASOLABIALFALTEN ENTGEGENWIRKEN

Wirkung
Diese Übung beseitigt Nasolabialfalten, die sich auf beiden Seiten des Mundes von den Nasenflügeln bis zum unteren Rand der Unterlippe ziehen. Die Übung verringert auch die Marionettenfalten, die jeweils von den Mundwinkeln bis zum unteren Kinn verlaufen.

Ausführung
Ziehen Sie Ihre Nasenflügel nach unten. Dabei öffnet sich der Mund und die Oberlippe spannt sich über dem Zahnfleisch. Halten Sie die Spannung 5 Sekunden lang und lösen Sie sie dann wieder.

Führen Sie die Übung 10-mal hintereinander durch.

Hinweis
Sie sollten an den Seiten der Nase einen Druck und auch ein leichtes Brennen spüren, was die Arbeit der Muskeln bezeugt. Durch die Verdickung der Muskeln können Sie diesen Bereich aufpolstern.

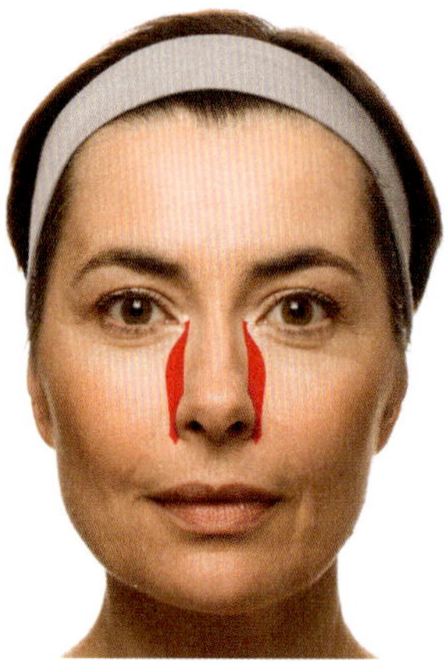

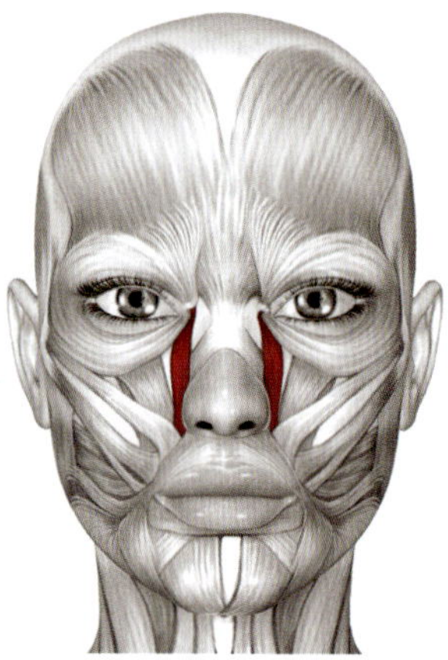

Trainierte Hauptmuskeln: **Oberlippen- und Nasenflügelheber**

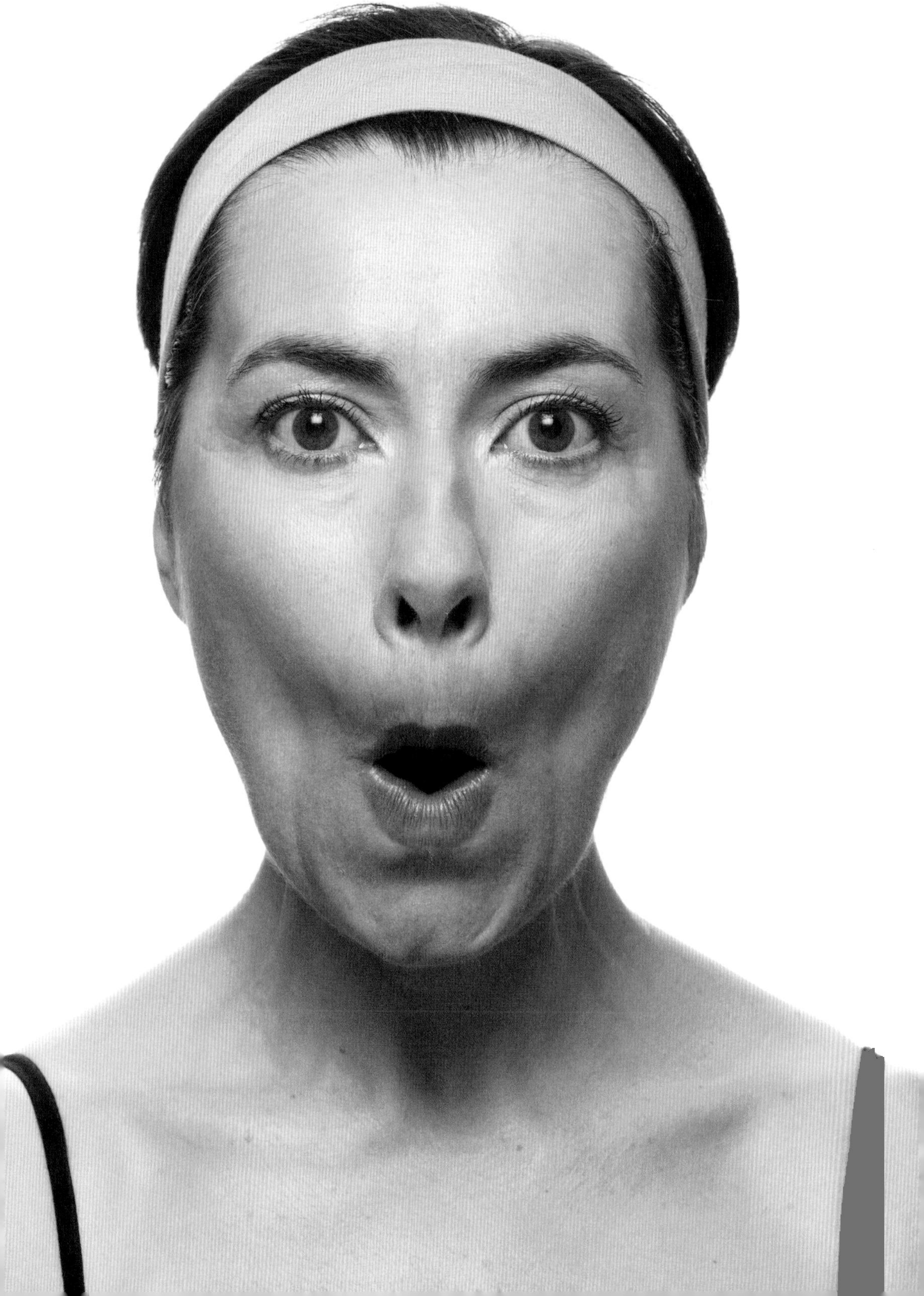

16 MIT DEN KAUMUSKELN DIE WANGEN FESTIGEN

Wirkung
Diese Übung stärkt die Spannkraft der unteren Wangenpartie.

Ausführung
Drücken Sie die untere Zahnreihe 5 Sekunden lang fest gegen die obere und lösen Sie dann die Spannung.

Führen Sie die Übung 10-mal hintereinander durch.

Hinweis
Drücken Sie mit den Fingern auf den oberen Teil des Kiefers, um zu spüren, wie die Muskeln arbeiten und wie stark sie sind.

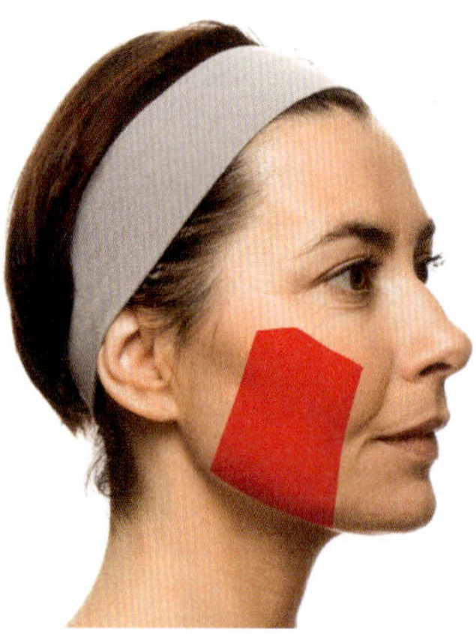

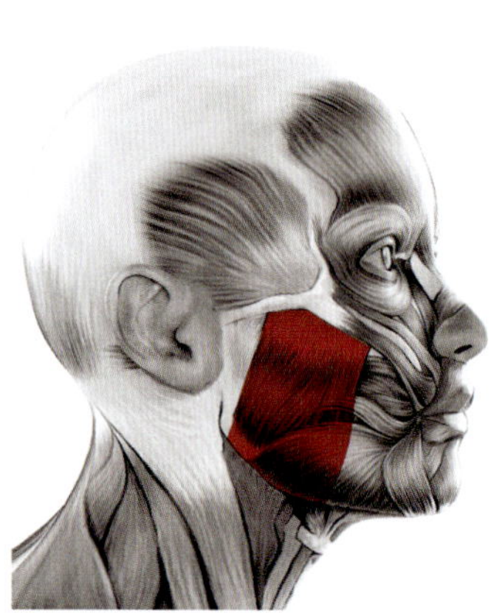

Trainierte Hauptmuskeln: **Kaumuskeln**

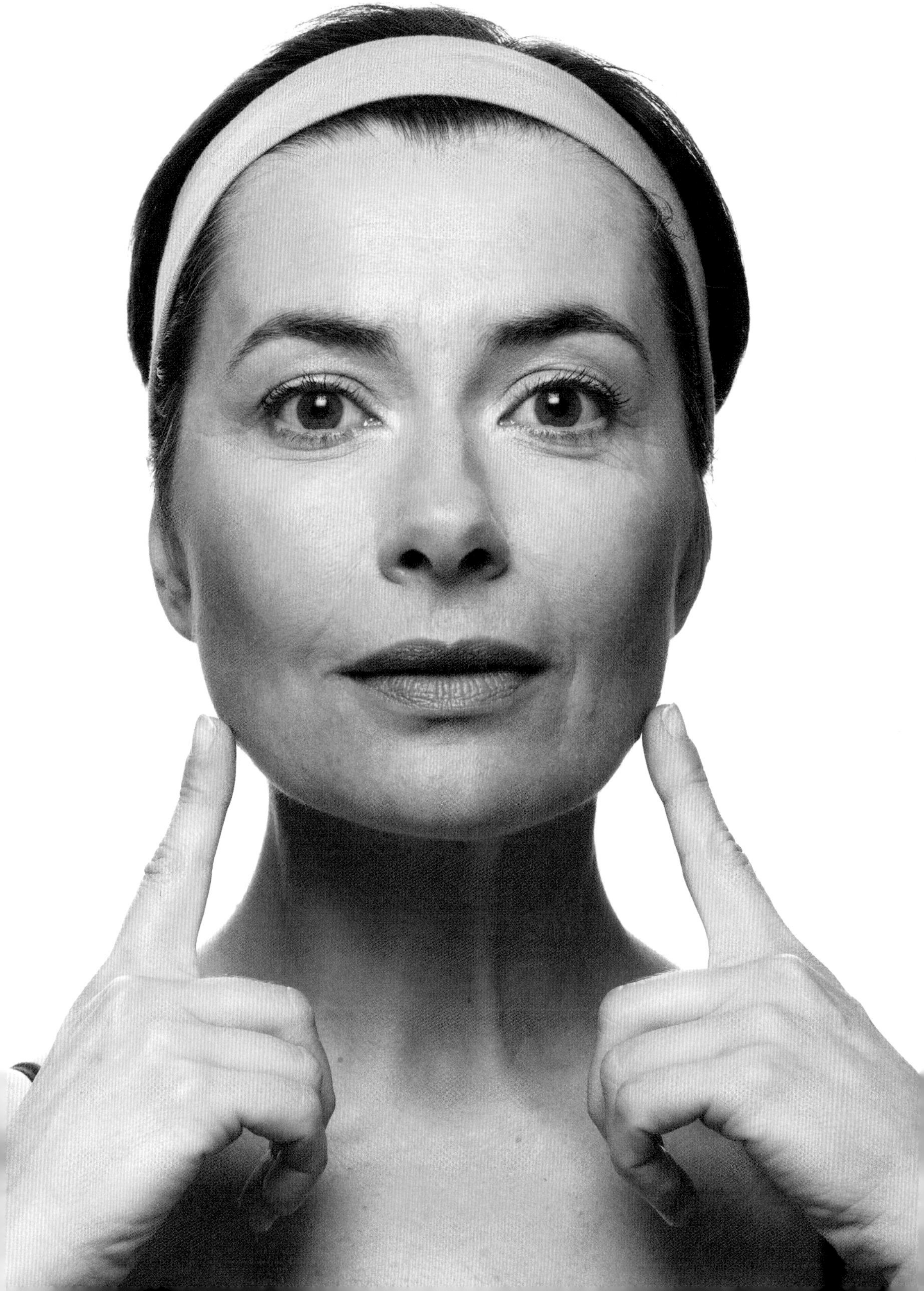

17 MIT DEN WANGENMUSKELN DIE WANGEN KRÄFTIGEN

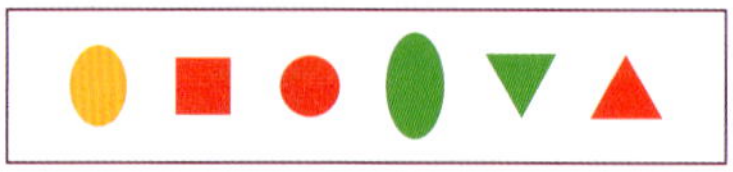

Wirkung
Diese Übung hilft, allzu flachen Wangen wieder mehr Volumen zu verleihen.

Ausführung
Blasen Sie Ihre Wangen auf und lassen Sie die Luft schnell von einer Seite zur anderen strömen. Bewegen Sie die Luft 4- bis 5-mal hin und her, bevor Sie die Spannung lösen.

Führen Sie die Übung 10-mal hintereinander durch.

Hinweis
Möglicherweise spüren Sie eine starke Spannung oder sogar einen richtigen Krampf in den Wangen. Machen Sie sich keine Sorgen, dieses Gefühl wird sich nach und nach legen.

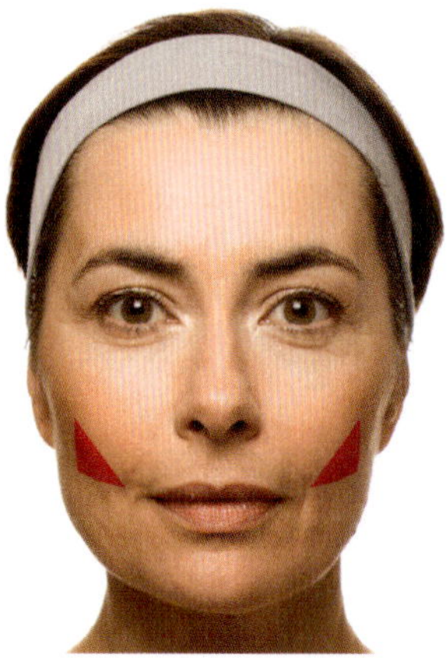

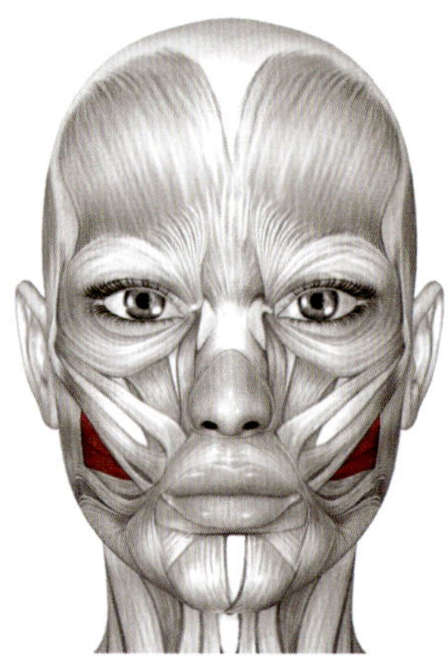

Trainierte Hauptmuskeln: **Wangenmuskeln**

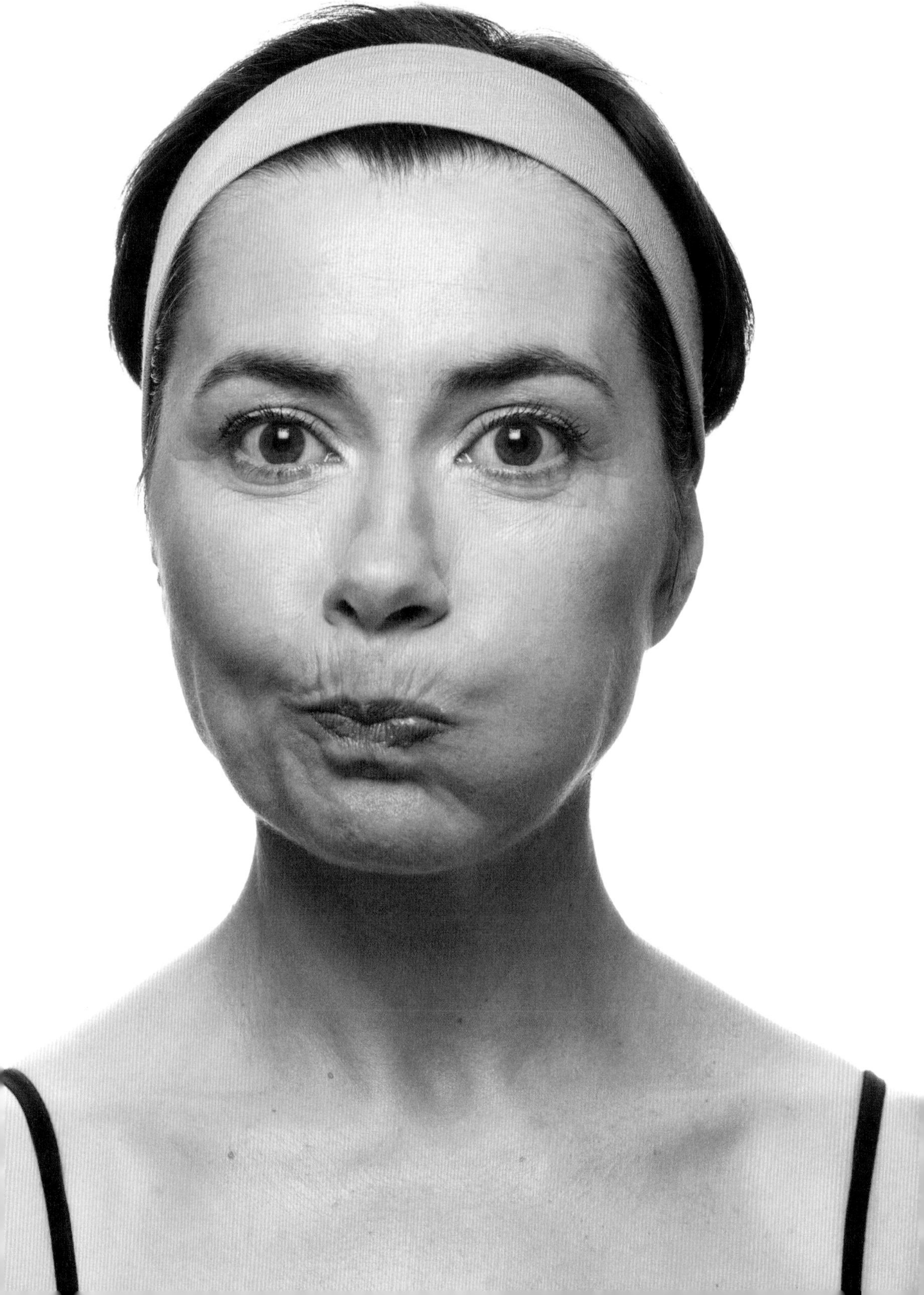

18 MIT DEN JOCHBEINMUSKELN DIE WANGENPARTIE DEFINIEREN

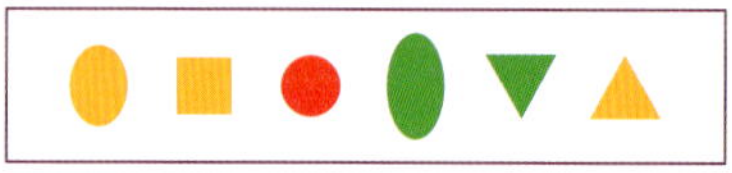

Wirkung
Diese Übung hebt die Gesichtszüge sofort an, beginnend bei den Wangenknochen. Sie belebt das Gesicht und stärkt den gesamten Mittelteil.

Ausführung
Stellen Sie sich vor einen Spiegel, öffnen Sie den Mund und lächeln Sie so breit, dass die äußeren Mundwinkel so weit wie möglich angehoben werden. Übertreiben Sie die Bewegung gern und halten Sie die Spannung gut 10 Sekunden lang.

Führen Sie die Übung 10-mal hintereinander aus.

Hinweis
Sie werden wahrscheinlich ein krampfähnliches Gefühl spüren, das normal ist und nach kurzer Zeit wieder verschwinden wird. Führen Sie die Übung so oft aus, wie Sie möchten, denn sie eignet sich ideal, um die Gesichtszüge zu straffen.

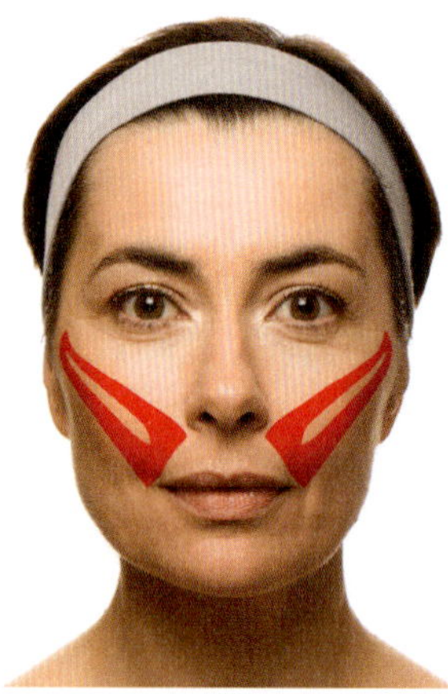

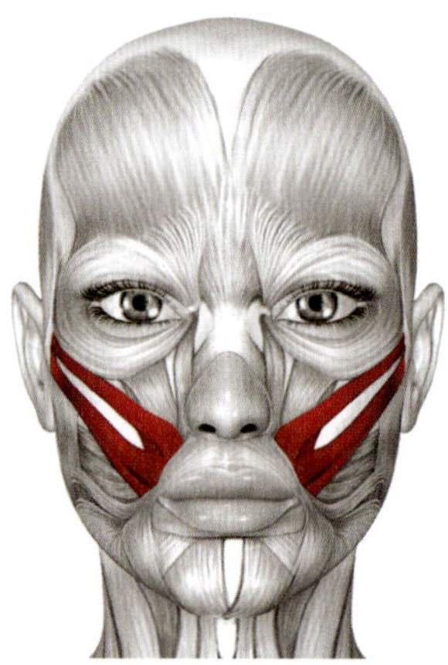

Trainierte Hauptmuskeln: **Jochbeinmuskeln**

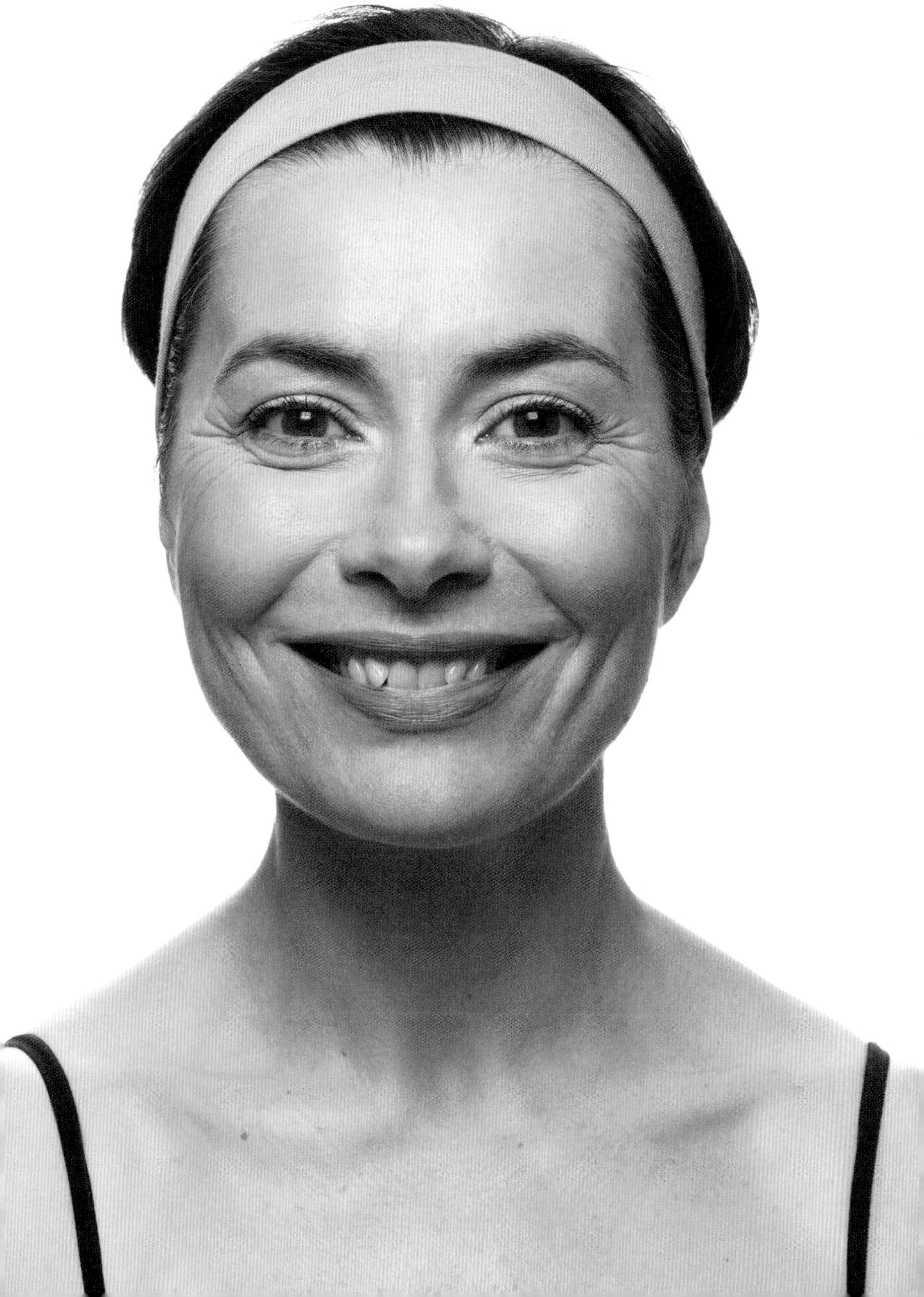

19 MIT DEN OBERLIPPENHEBERN DIE GESICHTSZÜGE STRAFFEN

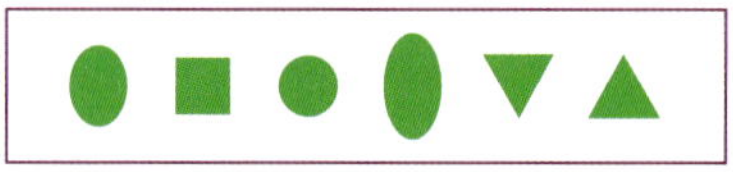

Wirkung

Diese Übung verleiht dem Gesicht mehr Vitalität, Energie und jugendliche Frische, indem sie die Wangenknochen definiert und ihnen mehr Volumen gibt. Sie zentriert die Gesichtszüge zum wichtigsten Gesichtsbereich hin: den Augen.

Ausführung

Rümpfen Sie vor dem Spiegel die Nase. Während Sie die Nase krausziehen, können Sie den Mund leicht öffnen, die Oberlippe heben und die Augen leicht schließen. Stellen Sie sich einen zähnefletschenden Hund vor, dann führen Sie die Übung richtig aus. Halten Sie die Spannung 5 Sekunden lang und lösen Sie sie dann wieder.

Führen Sie die Übung 10-mal hintereinander aus und korrigieren Sie Ihre Bewegungen, wenn nötig.

Hinweis

Sie sollten eine ziemlich starke Spannung im oberen Wangenbereich nahe der Nase spüren. Keine Angst, dieser Druck lässt schnell wieder nach. Spüren Sie, wie die Muskeln arbeiten, indem Sie die Finger auf die Wangenknochen legen.

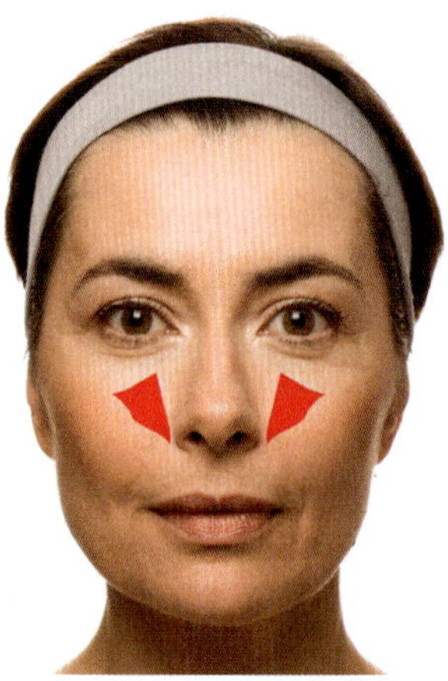

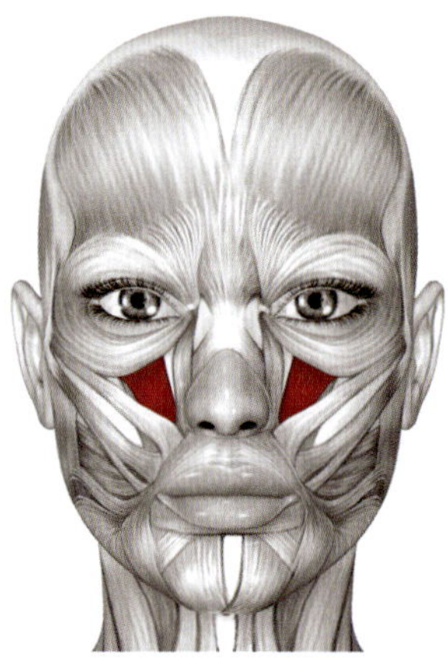

Trainierte Hauptmuskeln: **Oberlippenheber**

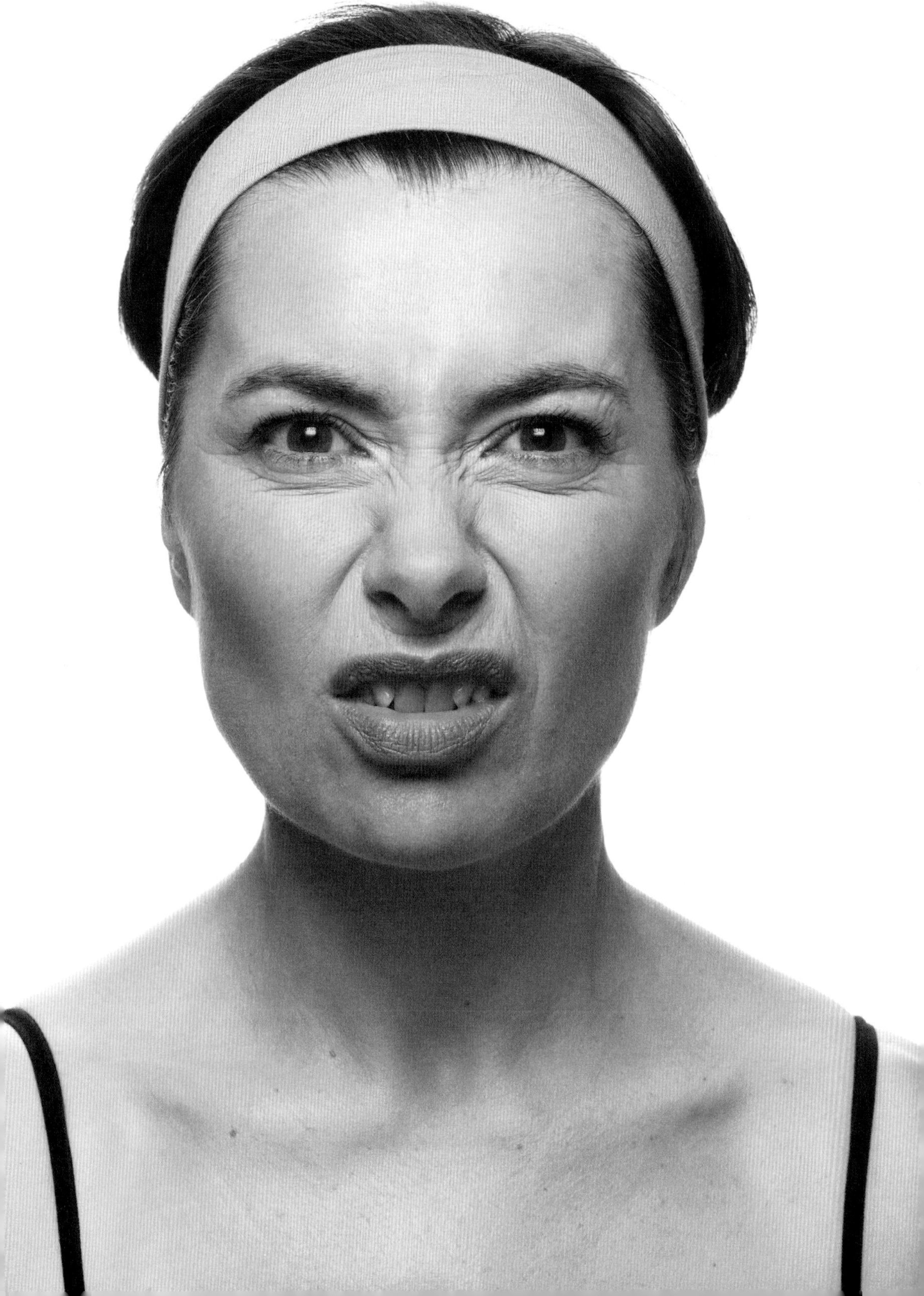

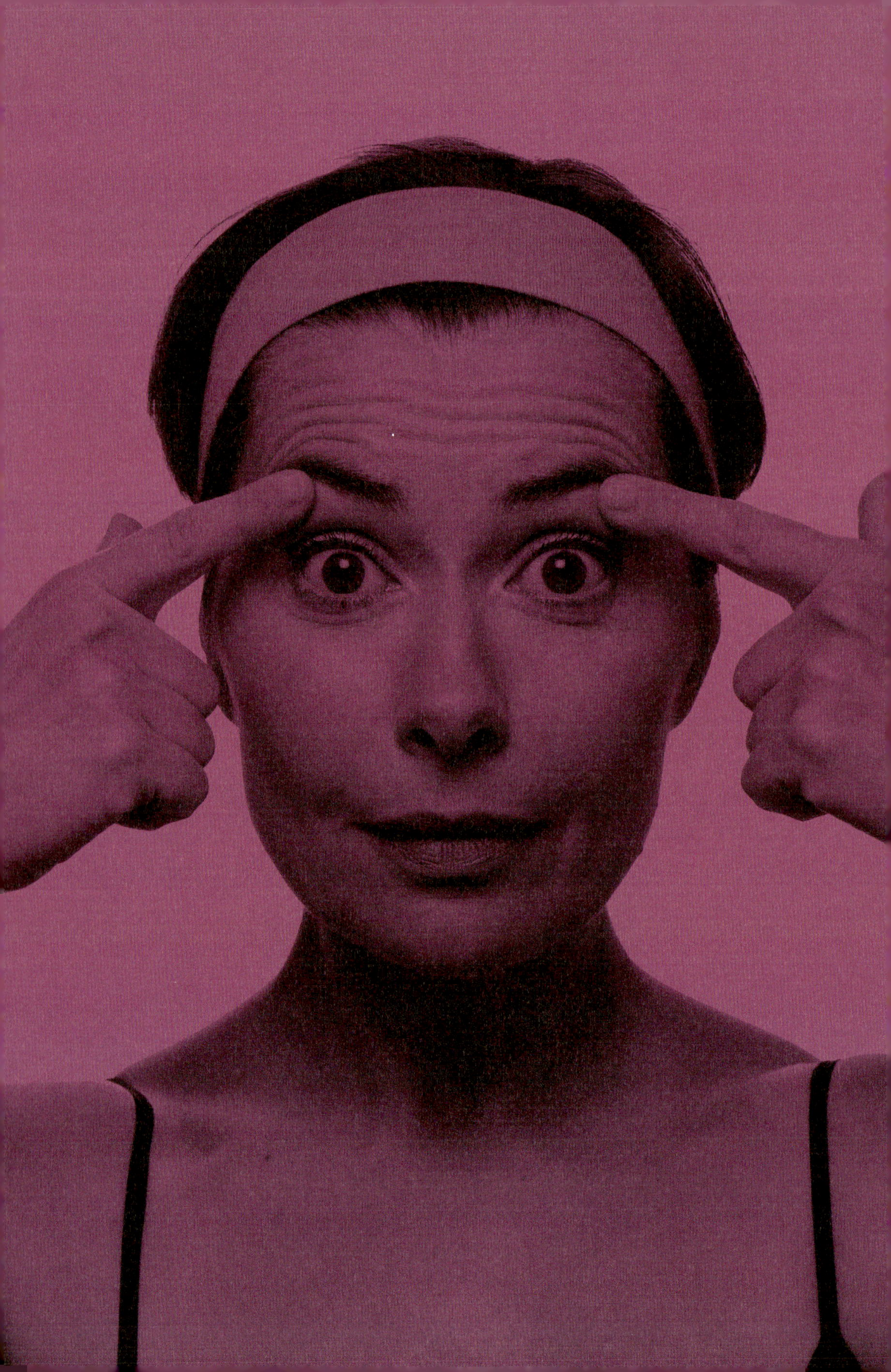

DIE OBERE GESICHTSPARTIE: AUGEN, STIRN UND SCHLÄFEN

Die Augenpartie ist der empfindlichste Gesichtsbereich und auch am anfälligsten für den Alterungsprozess und den Verlust von Muskeltonus. Die Haut hier ist sehr dünn, doch zum Glück gibt es straffe Muskeln, die der Hautalterung entgegenwirken können.

Für die obere Gesichtspartie, zu der Stirn, Schläfen und Schädelmuskulatur gehören, sind eine dünne Haut und eng am Schädel anliegende, nicht sehr bewegliche Hautmuskeln (Musculi epicranii) charakteristisch.

Insbesondere an der Stirn und den Schläfen treten Spannungen auf, die meist auf Müdigkeit und mangelnde Durchblutung des Gewebes zurückzuführen sind. Wer die Falten, die sich hier bilden, beseitigen und das darunterliegende Gewebe entspannen möchte, sollte die Muskeln dieser Gesichtspartie trainieren.

Die Augenringmuskeln: Diese kräftigen Muskeln sind essenziell für die Augen und umschließen diese. Sie stützen und bewegen die oberen und unteren Augenlider.

Die Schläfenmuskeln: Diese kräftigen, breiten Muskeln ziehen sich vom Kieferbereich über die äußeren Augenwinkel bis zu den Schläfen.

Die Augenbrauenrunzler und der Musculus procerus (schlanker Muskel): Diese Muskeln liegen an der Nasenwurzel und wirken direkt auf den Bereich zwischen den Augen ein, wo schnell die sogenannten »Zornesfalten« entstehen können. Wer die beiden Muskeln zusammen trainiert, kann den Bereich wieder auffüllen und Spannungen abbauen, die meist auf eine hohe Konzentration zurückzuführen sind.

Die Stirnmuskeln: Diese Muskeln bedecken das Schädeldach. Je stärker sie sind, desto glatter und fester ist die Stirn.

Der Hinterhauptsmuskel: Dieser Muskel am Hinterkopf setzt an der Oberseite des Schädels an und bewegt den gesamten Schädel.

20 MIT DEN AUGENRINGMUSKELN DIE AUGENLIDER KRÄFTIGEN

Wirkung

Mithilfe dieser einfachen Übung, die die Festigkeit der Augenlider verbessert, können Sie die Kraft und Bedeutung der Augenmuskeln besser verstehen.

Ausführung

Schlagen Sie die Augenlider auf und zu, während Sie bewusst auf die Bewegung achten. Drücken Sie die Oberlider gegen die Unterlider, ohne die Wangen hochzuziehen – erst sanft, dann fester. Halten Sie die Spannung 5 Sekunden lang und lösen Sie sie dann wieder.

Führen Sie die Übung 10-mal hintereinander durch.

Hinweis

Es sollte eine Spannung in den äußeren Augenwinkeln zu spüren sein – dort, wo die Muskelarbeit am intensivsten ist. Diese Übung ist nicht leicht zu lernen, da das Blinzeln eine automatische Bewegung ist. Damit sie von dieser Bewegung profitieren, müssen Sie sich der Arbeit der beteiligten Muskeln bewusst werden.

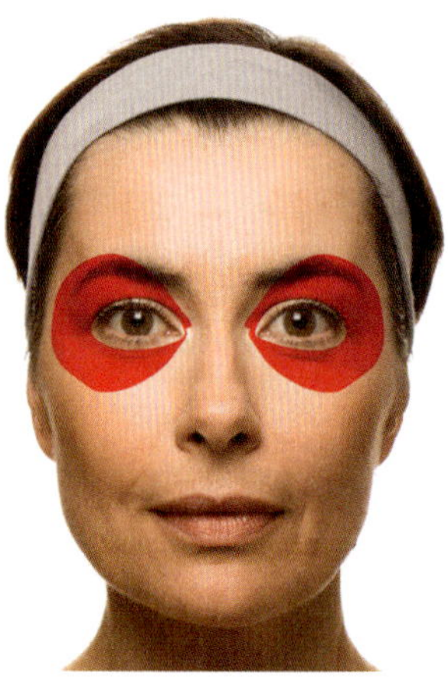

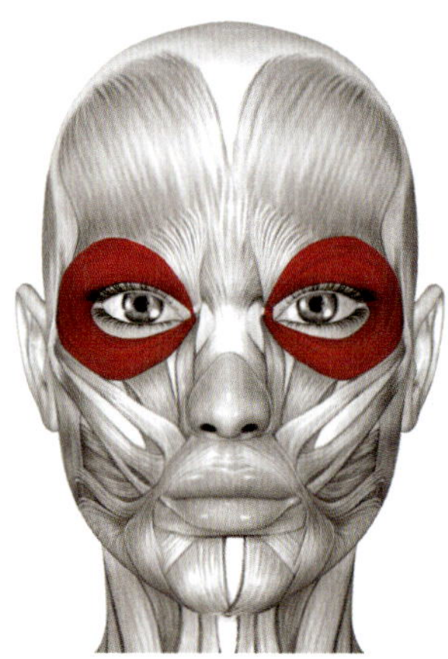

Trainierte Hauptmuskeln: **Augenringmuskeln**

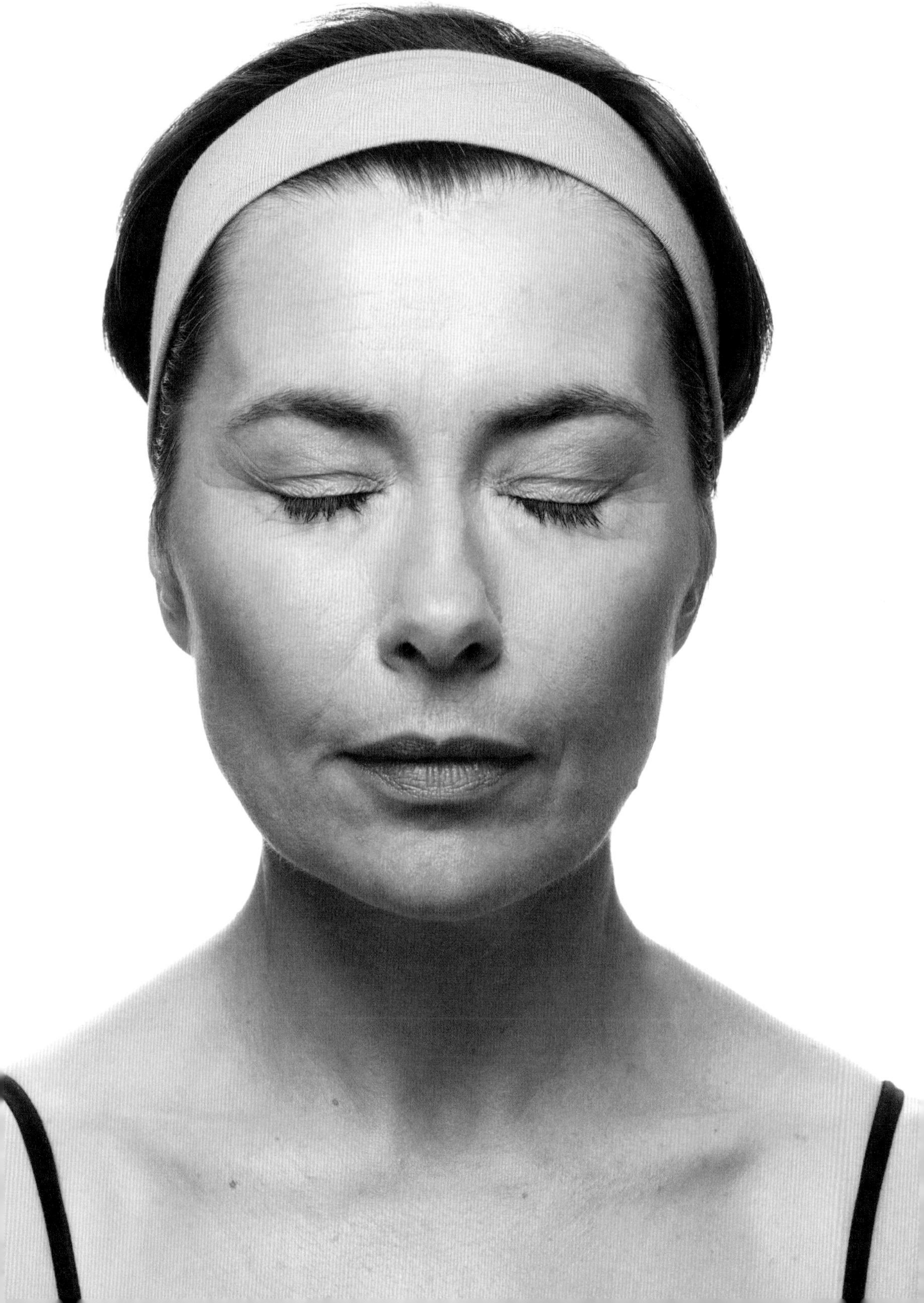

21 MIT DEN SCHLÄFENMUSKELN DIE ÄUSSEREN AUGENWINKEL STRAFFEN

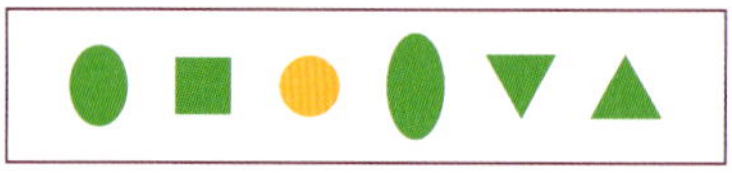

Wirkung

Durch das Training dieser Muskeln wird die Haut in den Augenwinkeln gestrafft und der Bereich geglättet, in dem Krähenfüße entstehen können.

Ausführung

Stellen Sie sich vor den Spiegel und legen Sie die Finger auf die Schläfen, um die Arbeit der Muskeln wahrzunehmen. Versuchen Sie, die Schläfenmuskeln anzuspannen, indem Sie den Bereich zwischen Oberkiefer und Augenwinkel zueinanderziehen.

Wiederholen Sie die Übung ruckartig etwa 10-mal.

Hinweis

Vielen Menschen fällt es schwer, die Schläfenmuskeln anzuspannen. Wenn auch Sie sich damit schwertun, bleiben Sie hartnäckig: Sie werden recht schnell Ergebnisse sehen. Bei einer korrekten Ausführung bewegen sich die Ohren leicht mit.

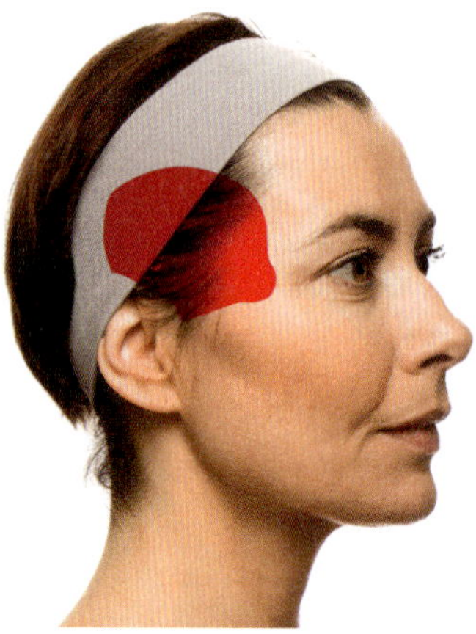

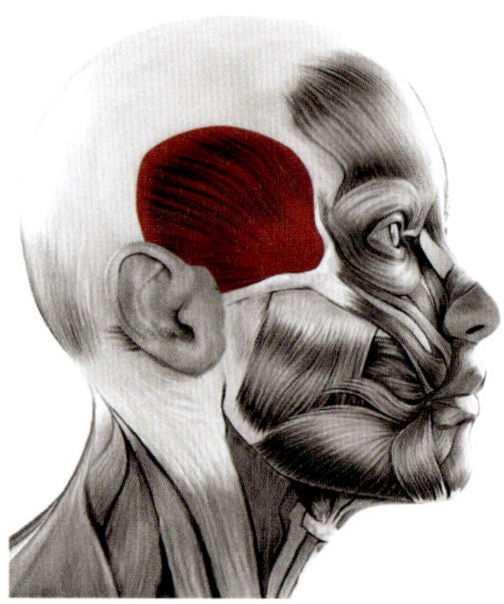

Trainierte Hauptmuskeln: **Schläfenmuskeln**

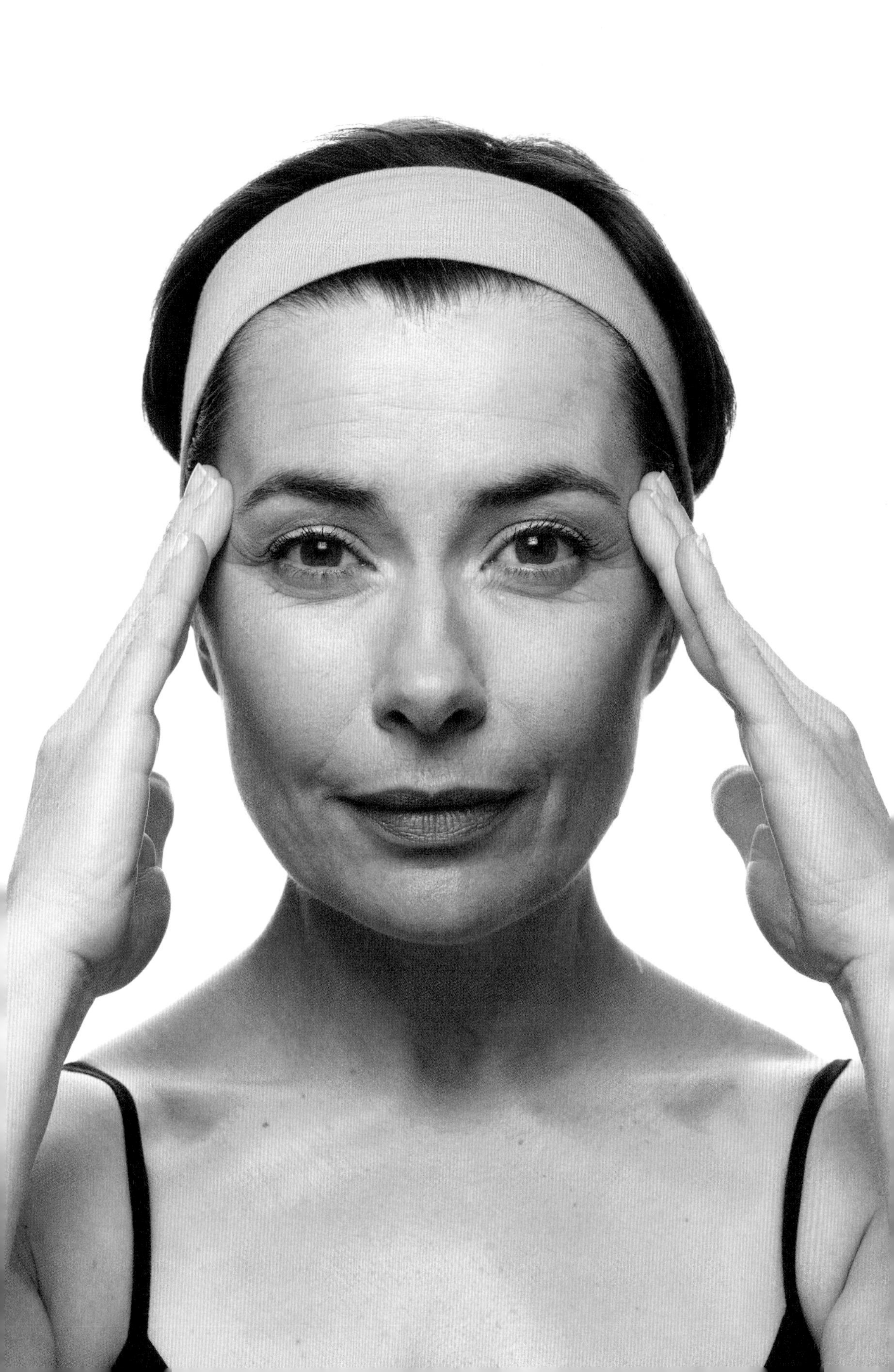

22 MIT DEN AUGENRINGMUSKELN DIE AUGENKONTUREN FESTIGEN

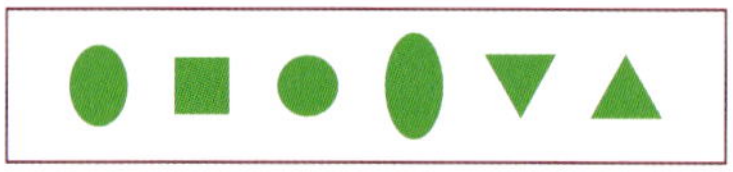

Wirkung
Diese Übung hilft, die Augenpartie zu glätten. Sie eignet sich besonders, um die Muskulatur der Augenlider zu stärken.

Ausführung
Legen Sie die Zeigefinger oberhalb der Oberlider direkt unter die Augenbrauen, damit sich die Haut bei der Übung nicht zu sehr in Falten legt. Bewegen Sie dann Ihre Augenbrauen, indem Sie die Augen weit öffnen und wieder schließen.

Führen Sie die Übung 10-mal hintereinander aus.

Hinweis
Sie sollten spüren, dass Ihre Finger durch die Bewegung der Augenlider nach unten gezogen werden.

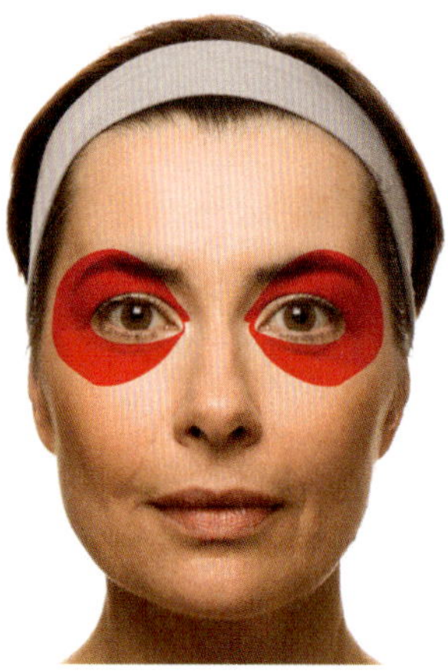

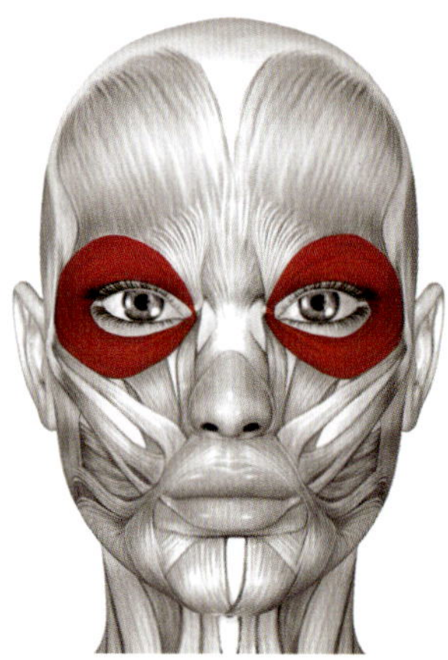

Trainierte Hauptmuskeln: **Augenringmuskeln**

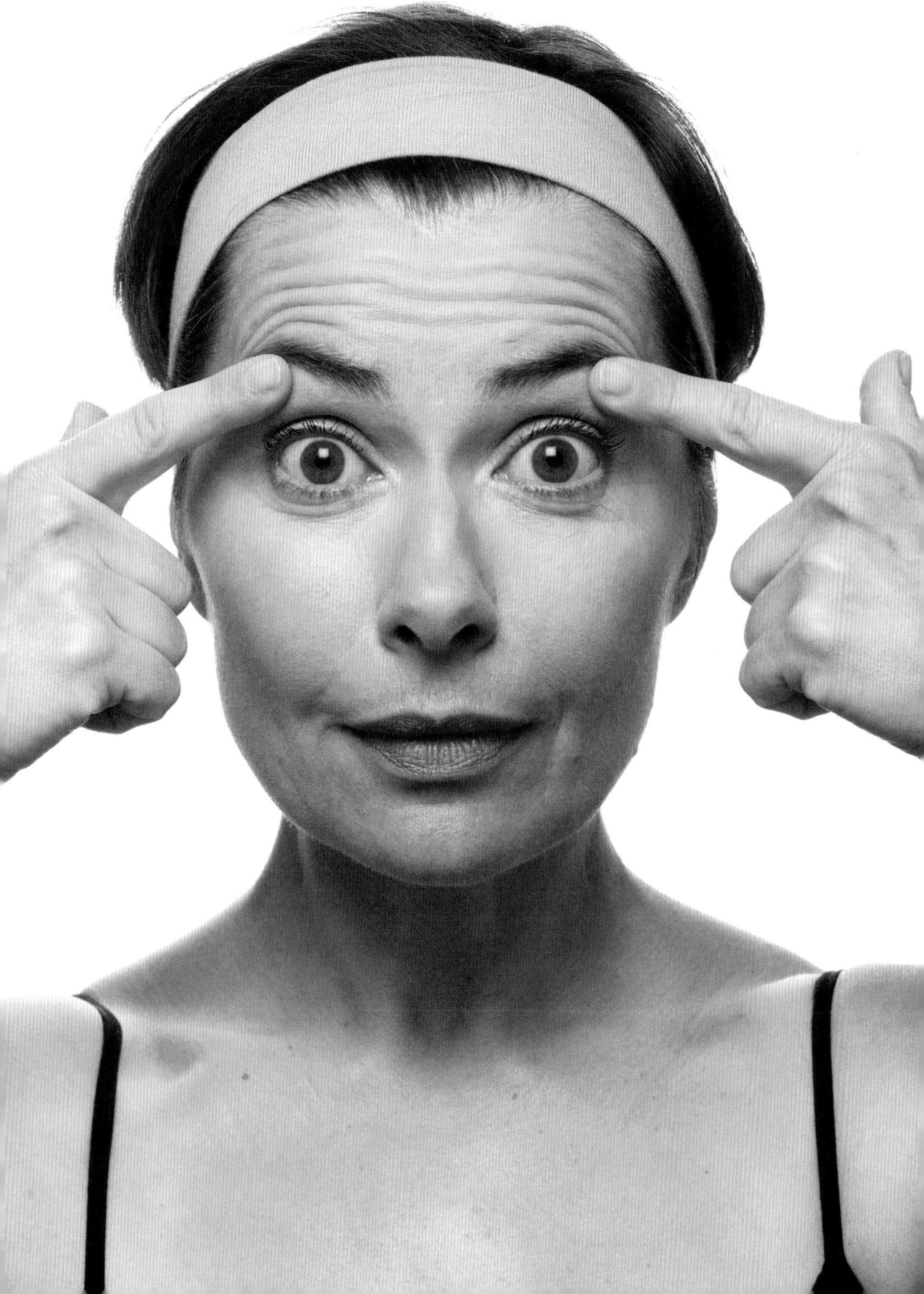

23 MIT DEN AUGENRINGMUSKELN DIE OBERLIDER STRAFFEN

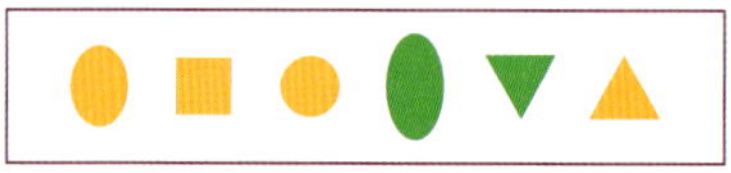

Wirkung
Diese Übung wirkt hängenden Augenlidern entgegen.

Ausführung
Stellen Sie sich in einer entspannten Haltung vor den Spiegel und betrachten Sie sich aufmerksam mit weit aufgerissenen Augen. Halten Sie den Kopf still und tun Sie so, als wollten Sie mit den Wimpern die Oberlider berühren. Sie sollten das Weiß der Augen sehen können. Halten Sie die Position so lange wie möglich.

Führen Sie diese Übung 10-mal hintereinander durch.

Hinweis
Achten Sie darauf, den Kopf still zu halten. Bleiben Sie am Ball und korrigieren Sie die Bewegung, wenn nötig, da sie nicht immer gleich beim ersten Mal gelingt.

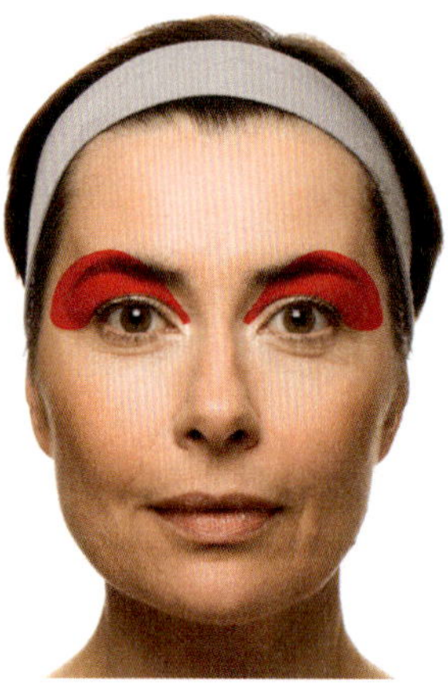

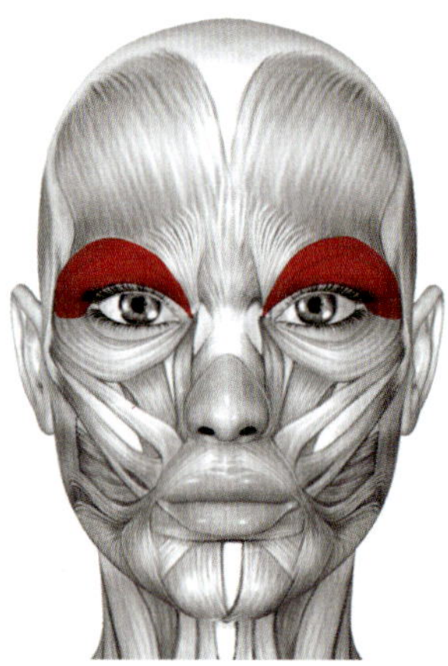

Trainierte Hauptmuskeln: **oberer Teil der Augenringmuskeln**

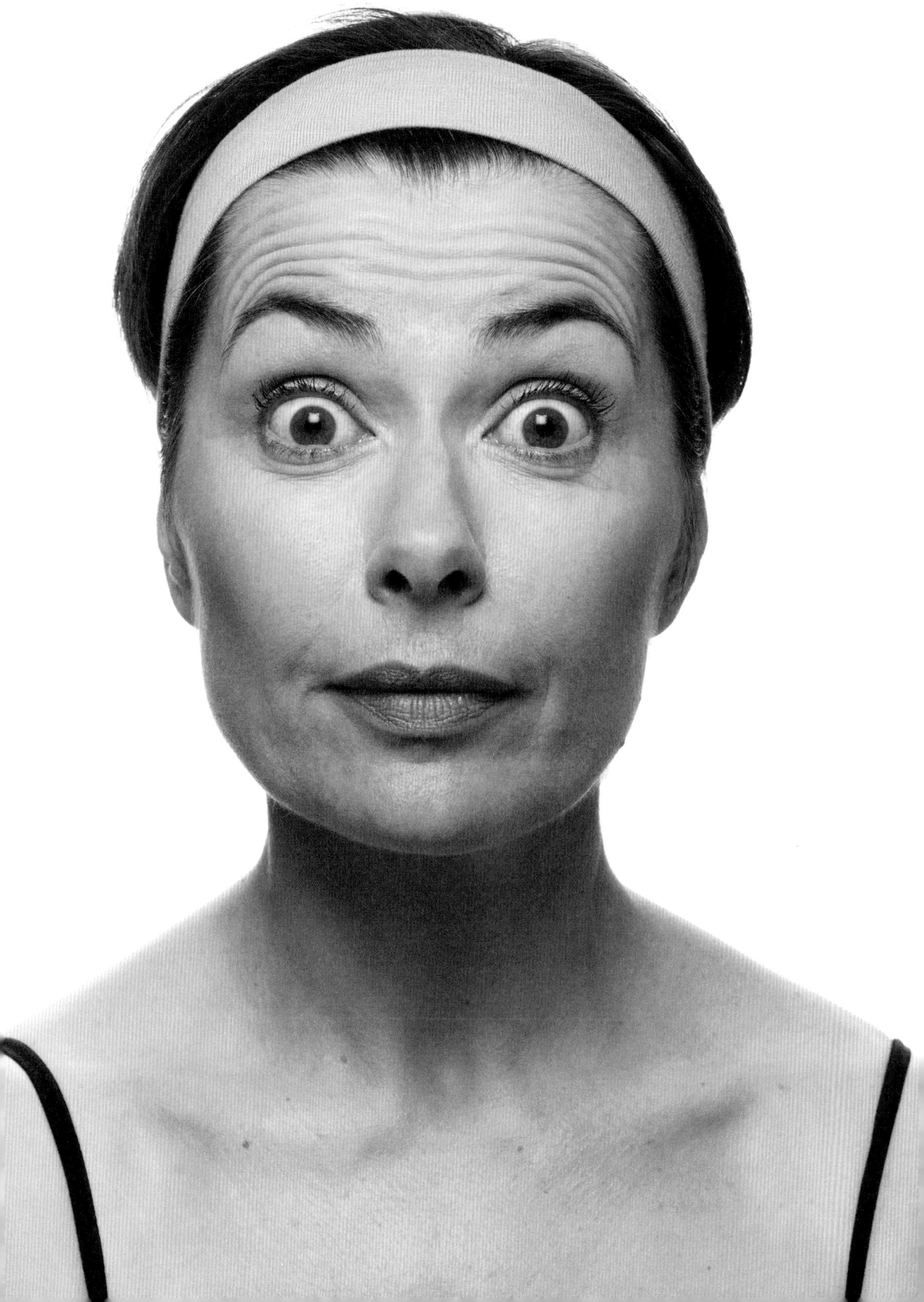

24 MIT DEN AUGENRINGMUSKELN DIE UNTERLIDER ABSCHWELLEN LASSEN UND FESTIGEN

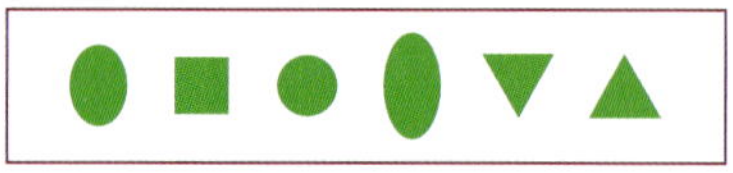

Wirkung

Diese Übung beugt der Bildung von Tränensäcken unter den Augen wirksam vor. Da dieser Bereich sehr empfindlich ist, wurden spezielle Cremes für ihn erfunden. Ihre Wirkung soll durch diese Übung verstärkt werden.

Ausführung

Kneifen Sie die Augen vor dem Spiegel zusammen, als wollten Sie sich vor der blendenden Sonne schützen. Konzentrieren Sie sich und achten Sie dabei darauf, dass Sie nur die Unterlider nach oben ziehen. Augenbrauen und Oberlider folgen vielleicht der Bewegung, aber versuchen Sie, sie so wenig wie möglich anzuspannen. Halten Sie die Stellung 5 Sekunden lang und lösen Sie sie dann wieder.

Führen Sie die Übung 10-mal hintereinander aus.

Hinweis

An den Schläfen und am Ende der Augenbrauen sollte ein Druck entstehen, ebenso wie hinter dem Augapfel. Sie werden schnell spüren, wie sich die obere Gesichtspartie entspannt, und die entspannende Wirkung zu schätzen wissen. Auch wenn Tränensäcke leider bei allen Gesichtsformen weitverbreitet sind, wird die Übung vor allem für lange Gesichter empfohlen.

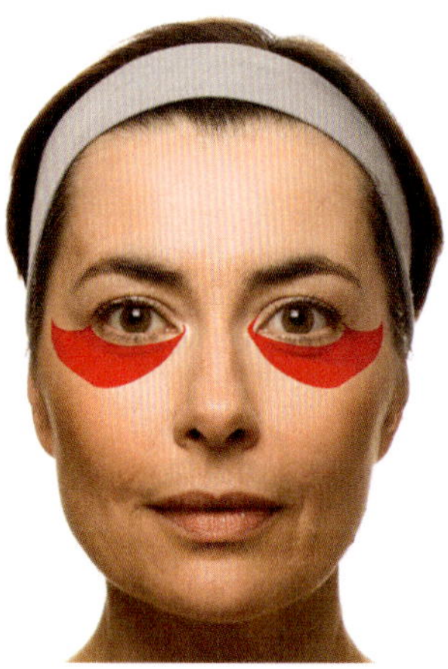

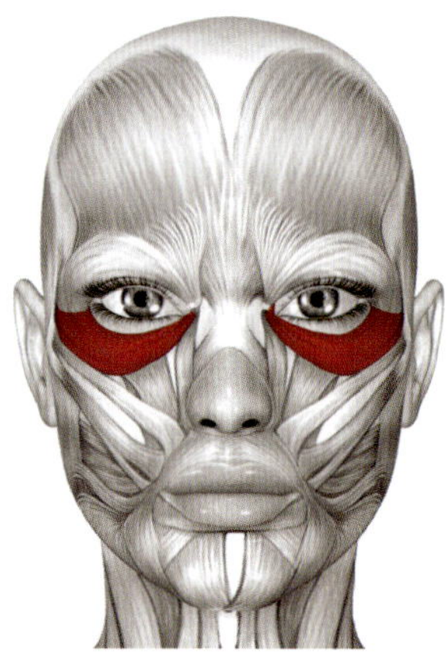

Trainierter Hauptmuskel: **Der untere Teil der Augenringmuskeln**

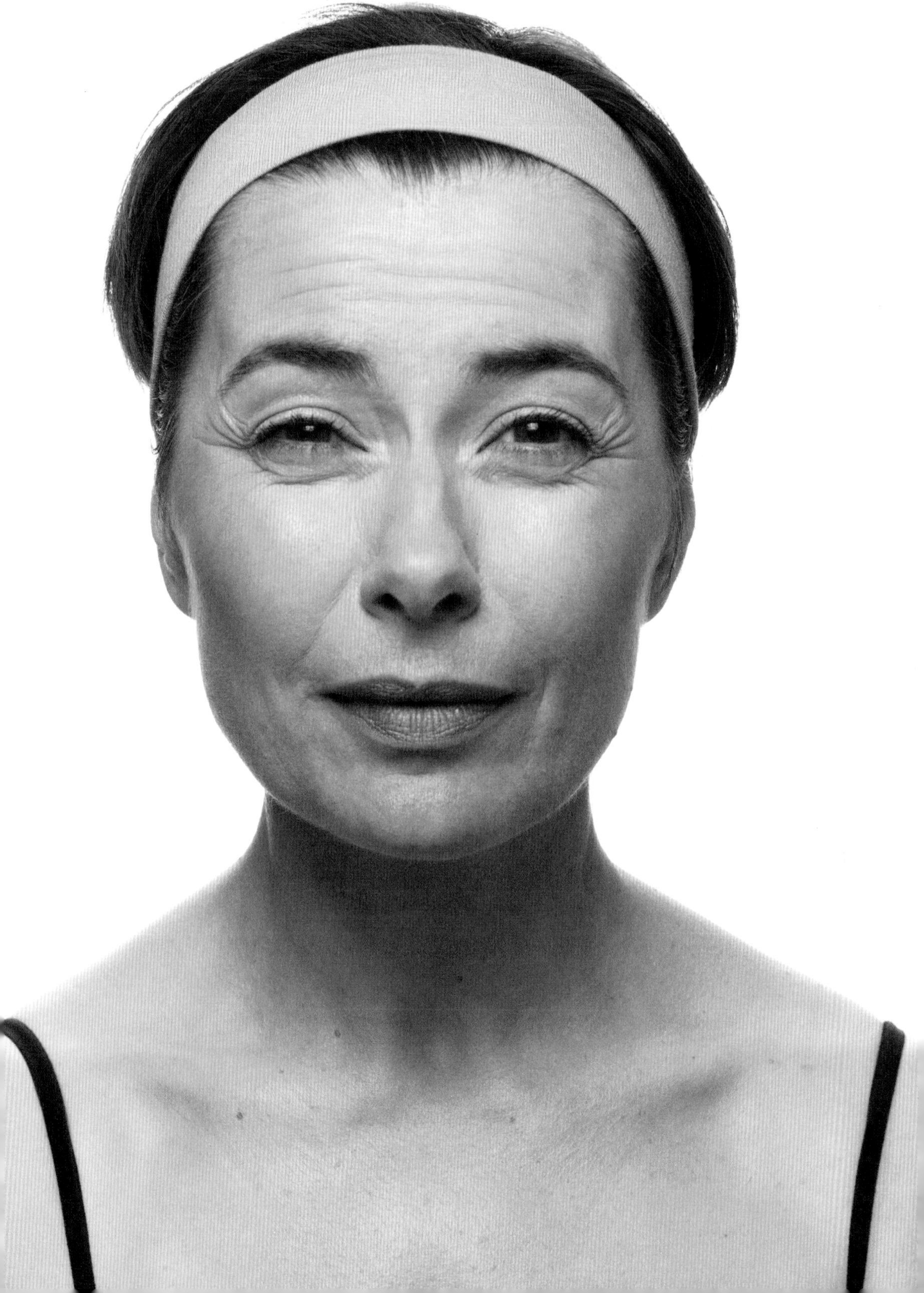

25 MIT DEN AUGENBRAUENRUNZLERN DEN BEREICH ZWISCHEN DEN AUGEN GLÄTTEN

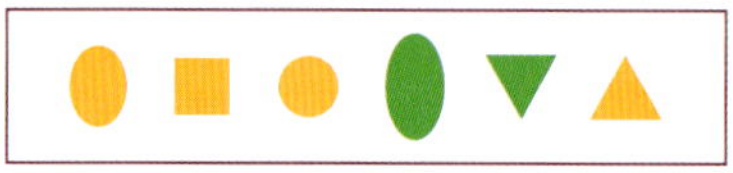

Wirkung

Diese beruhigende Übung verringert die Spannung zwischen den Augenbrauen und das Zusammenziehen der Stirn. Sie glättet die sogenannten »Zornesfalten« (zwischen den Augenbrauen) und die großen vertikalen Falten.

Ausführung

Legen Sie vor dem Spiegel einen Zeigefinger zwischen die Augenbrauen. So können Sie spüren, wie der Muskel anschwillt. Bewegen Sie die Augenbrauen, indem Sie die Stirn nach oben ziehen. Führen Sie die Übung 10-mal hintereinander mit schnellen Bewegungen aus.

Hinweis

Sie sollten spüren, wie sich der Musculus procerus unter Ihrem Zeigefinger zusammenzieht und dann wieder entspannt.

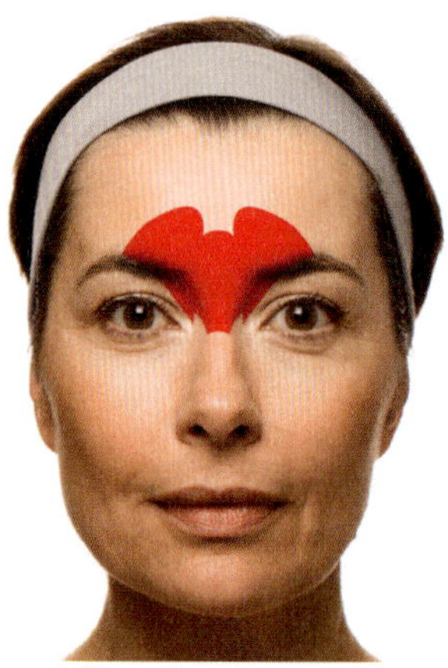

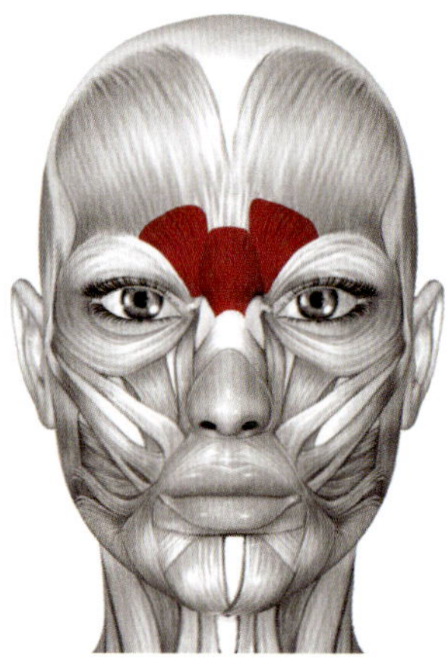

Trainierte Hauptmuskeln: **Augenbrauenrunzler und Musculus procerus**

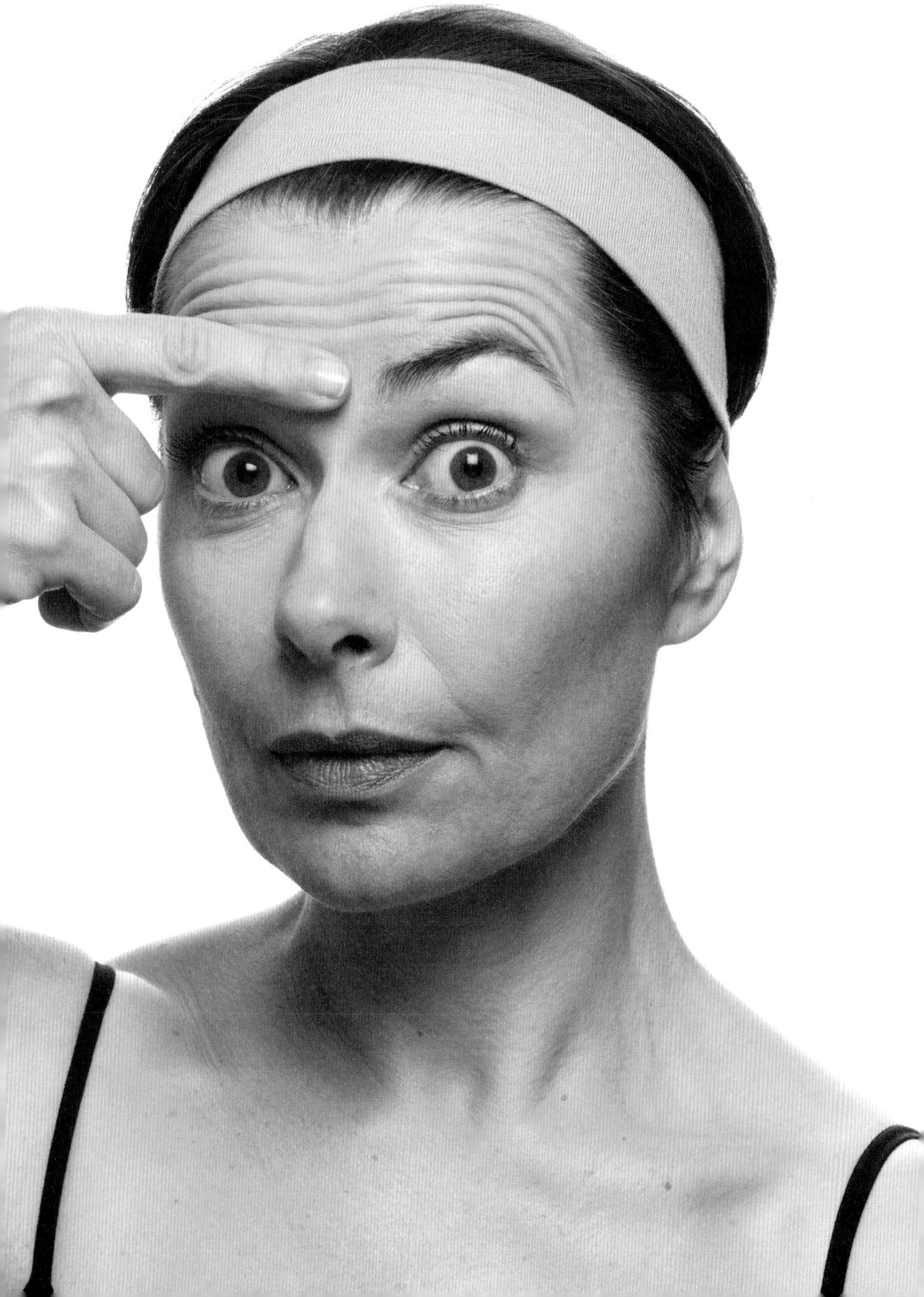

26 MIT DEM PROCERUS DEN BEREICH ZWISCHEN DEN AUGEN STRAFFEN

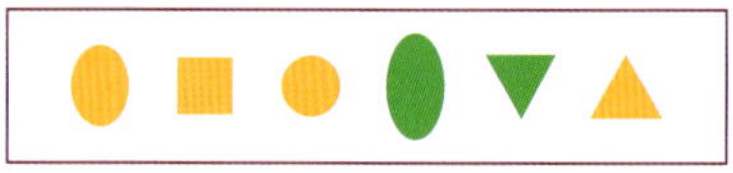

Wirkung

Mit dieser effektiven Übung kann man den Bereich zwischen den Augenbrauenbögen glätten.

Ausführung

Betrachten Sie den Bereich zwischen den Augen im Spiegel und ziehen Sie die Augenbrauen zusammen, als wären Sie wütend. Halten Sie die Spannung 5 Sekunden lang und lösen Sie sie dann wieder. Sie können einen Zeigefinger auf den beteiligten Muskel legen, damit die Haut keine Falten wirft.

Führen Sie diese Übung 10-mal hintereinander durch.

Hinweis

Achten Sie nach der Übung darauf, die Haut zwischen den Augen zu glätten, um den trainierten Bereich zu entspannen und die berühmten »Zornesfalten« nicht zu verstärken.

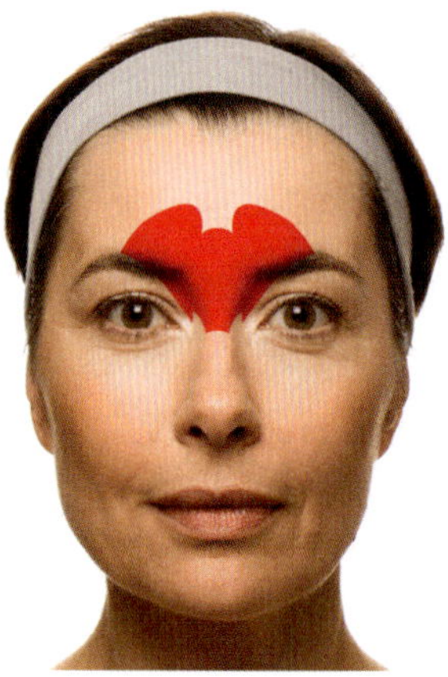

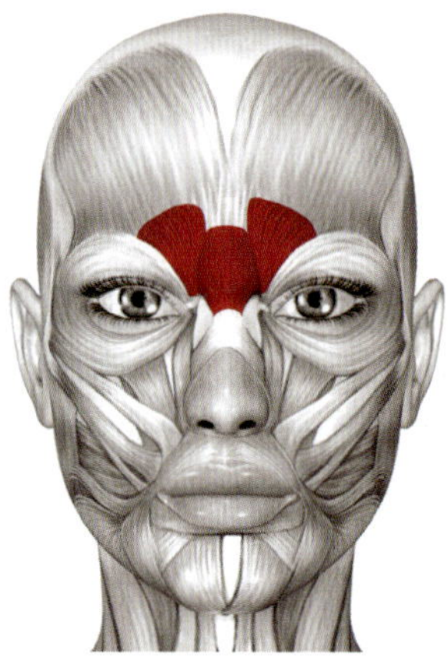

Trainierte Hauptmuskeln: **Augenbrauenrunzler und Musculus procerus**

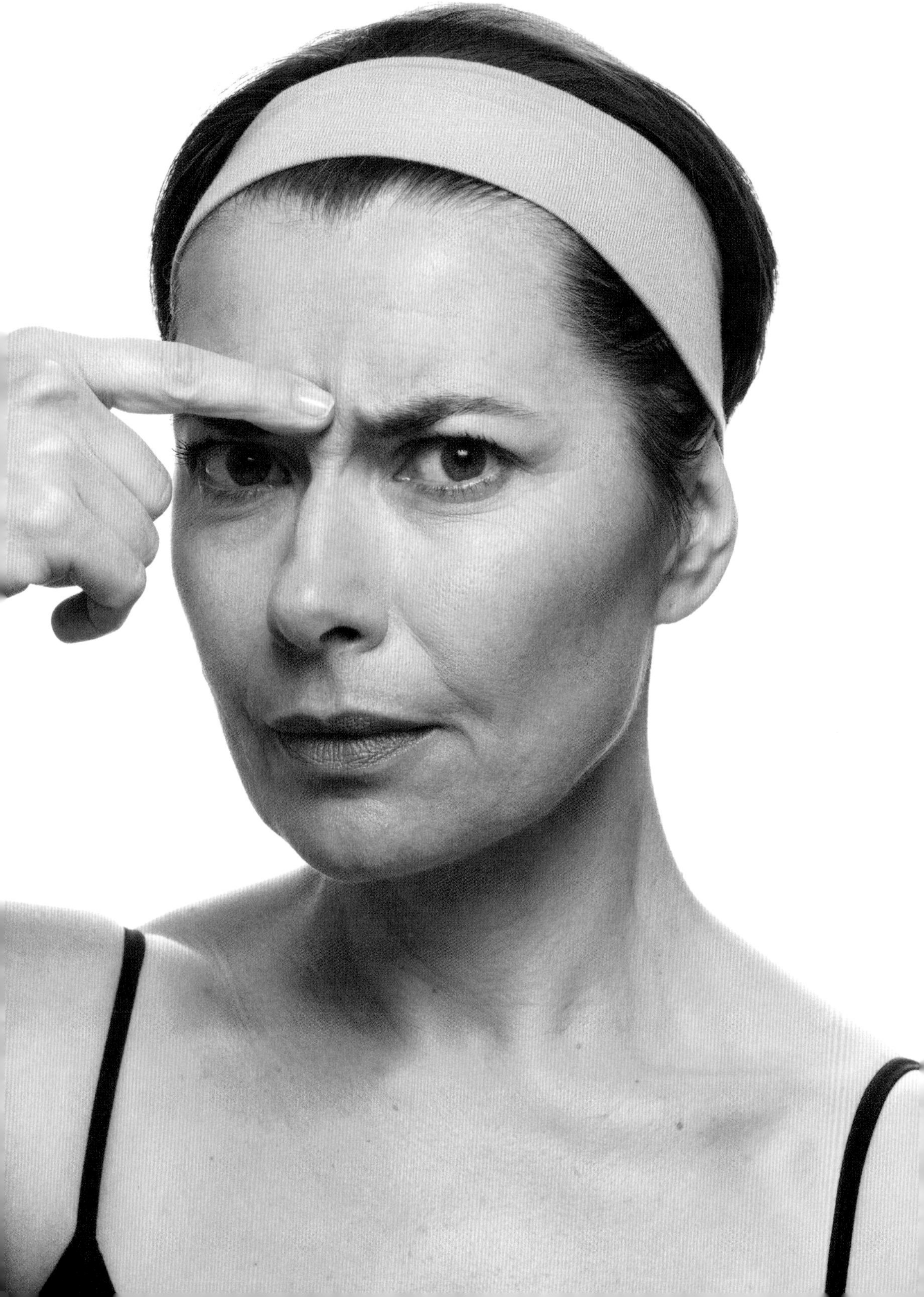

27 MIT DEN STIRN- UND SCHLÄFENMUSKELN DIE OBERE GESICHTSPARTIE KRÄFTIGEN

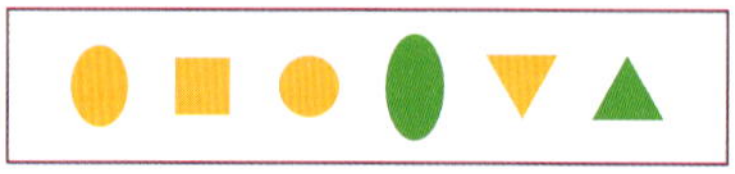

Wirkung
Diese Übung verhindert die Ausprägung von Stirnfalten und entspannt die obere Gesichtspartie bis zu den Schläfen.

Ausführung
Stellen Sie sich vor einen Spiegel, den Kopf gerade und locker, die Schultern entspannt. Ziehen Sie die Stirn zum Haaransatz hoch.

Führen Sie diese Übung 10-mal hintereinander ruckartig durch.

Hinweis
Bei dieser Bewegung ziehen Sie die Augenbrauen nach oben. Bei den Wiederholungen sollten Sie spüren, wie sich die Ohren mitbewegen. Es ist nicht leicht, die Übung korrekt auszuführen, aber sie lässt sich schnell lernen.

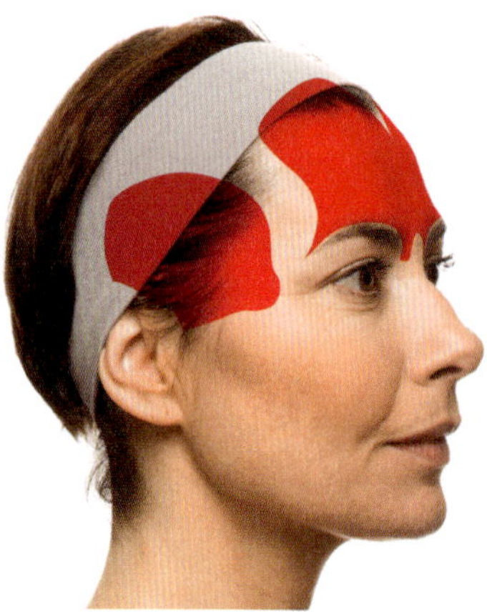

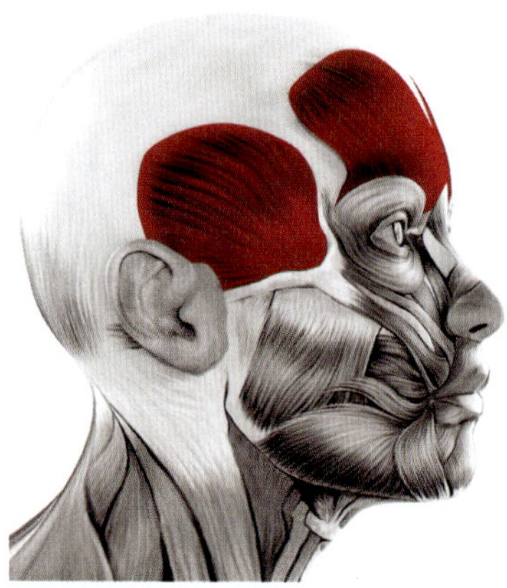

Trainierte Hauptmuskeln: **Stirn- und Schläfenmuskeln**

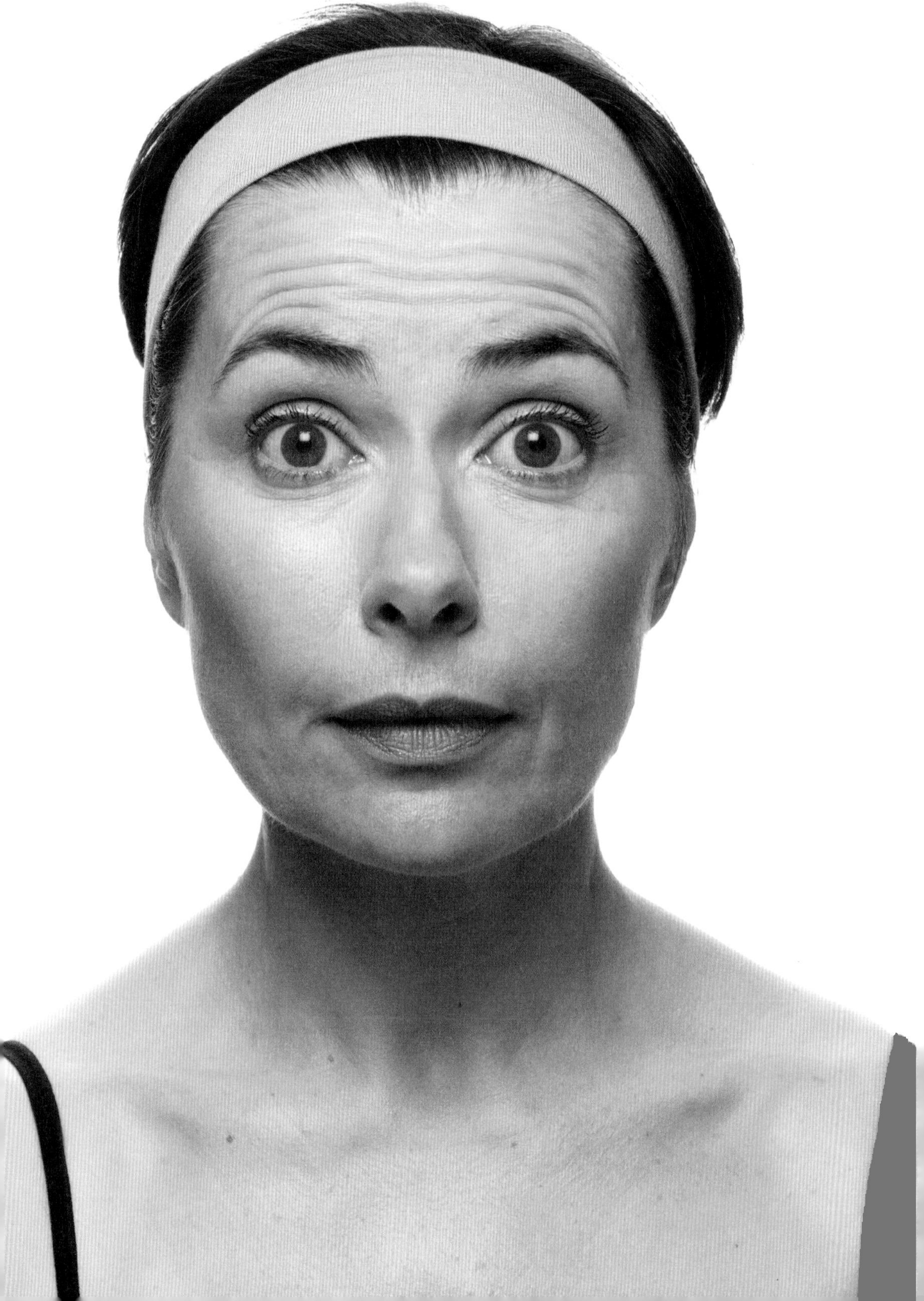

28 MIT DEN STIRN- UND SCHLÄFENMUSKELN AUFGEBAUTE SPANNUNGEN LÖSEN

Wirkung
Diese Übung stärkt den gesamten oberen Gesichtsbereich: die Stirn, die Schläfen und die Augenpartie. Indem Sie die Stirn entspannen und glätten, können Sie wirksam gegen Falten vorgehen. Und auch gegen Migräne! Diese Übung verschafft tiefe Entspannung und löst Verkrampfungen, die sich im Laufe des Tages angesammelt haben.

Ausführung
Stellen Sie sich vor einen Spiegel, die Schultern entspannt, und legen Sie die Finger oberhalb der Schläfen auf den Haaransatz, um die Arbeit der Muskeln besser zu spüren. Bewegen Sie die Muskeln dann so, als wollten Sie die obere Gesichtspartie so weit wie möglich »öffnen«. Dabei werden die Stirnmuskeln aktiviert, die die Schläfenmuskeln mitziehen.

Führen Sie die Übung 10-mal hintereinander mit leichten Bewegungen aus.

Hinweis
Bei einer richtigen Ausführung werden die Ohren nach hinten gezogen. Sie sollten von Anfang an eine Entspannung im Schläfenbereich spüren. Die flachen, dünnen Stirnmuskeln, die eng an der Haut anliegen, sind schwer zu bewegen. Daher sind für diese Übung etwas Ausdauer und Fleiß nötig, aber das Training dieser Muskeln kommt dem ganzen Gesicht zugute, das nach hinten gezogen und dadurch gestrafft wird.

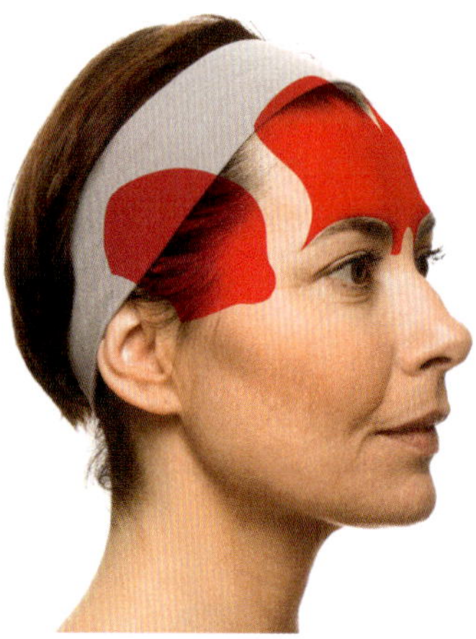

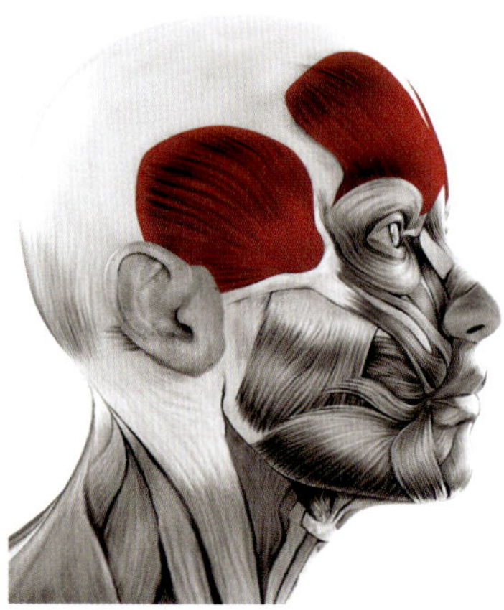

Trainierte Hauptmuskeln: **Stirn- und Schläfenmuskeln**

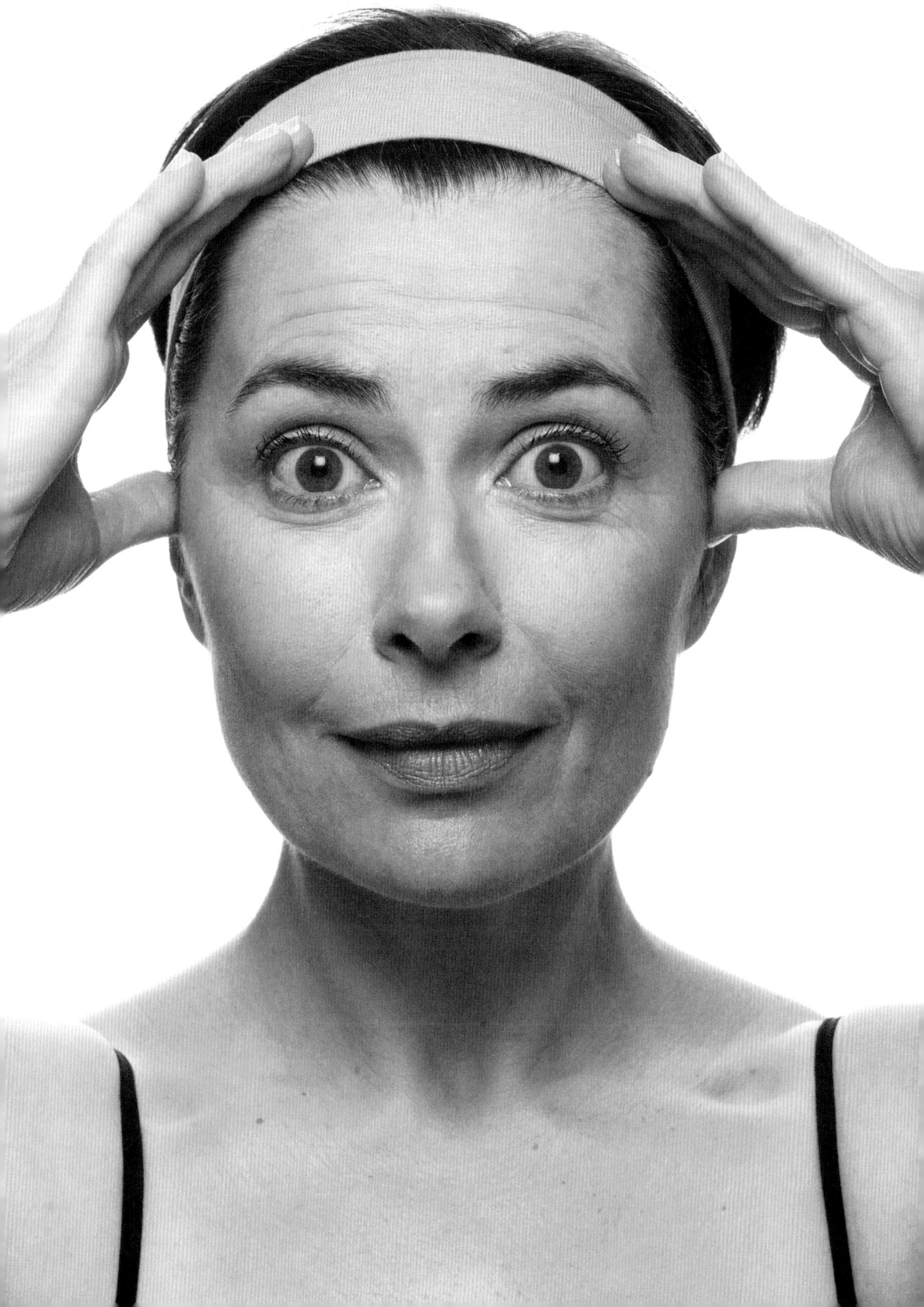

29 MIT DEN HINTERHAUPTS-, STIRN- UND SCHLÄFENMUSKELN DIE OBERE GESICHTSPARTIE KRÄFTIGEN

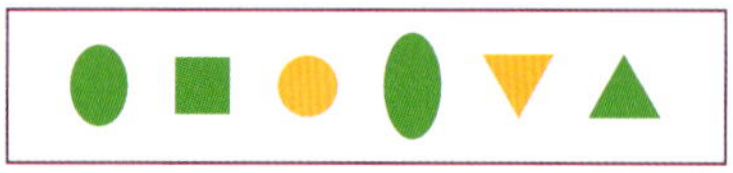

Wirkung
Diese Übung ergänzt die vorige, indem sie das Muskeltraining intensiviert.

Ausführung
Legen Sie die Finger auf die Kopfhaut hinter dem Haaransatz, um die Arbeit der Muskeln besser zu spüren. Bewegen Sie dann die Kopfhaut und die Ohren, indem Sie gleichzeitig die Augenbrauenbögen, die Schläfen und die Augenpartie anspannen.

Führen Sie die Übung etwa 10-mal hintereinander mit leichten Bewegungen aus.

Hinweis
Sie sollten eine Spannung im gesamten Schädel bis hin zum Nacken spüren. Möglicherweise fällt es Ihnen schwer, diese großen, flachen Muskeln zu bewegen. Manchen Menschen, die etwas elastischere Muskeln als andere haben, fällt diese Übung daher leichter. Mit etwas Beharrlichkeit werden Sie diese Übung jedoch erlernen und ihre Vorteile spüren.

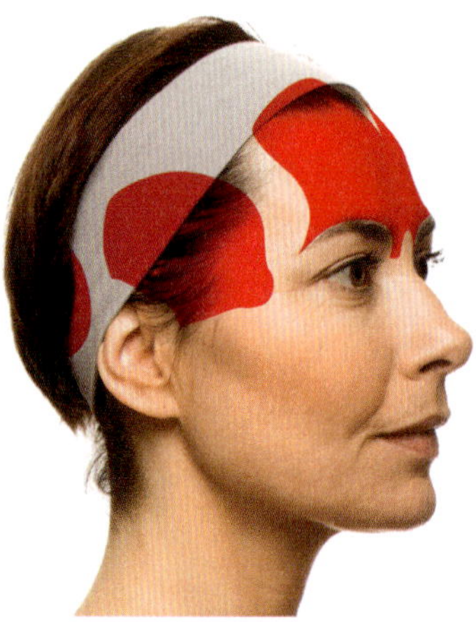

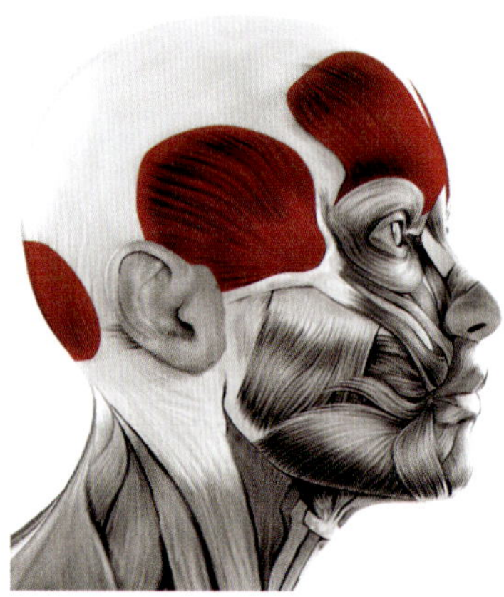

Trainierte Hauptmuskeln: **Hinterhaupts-, Stirn- und Schläfenmuskeln**

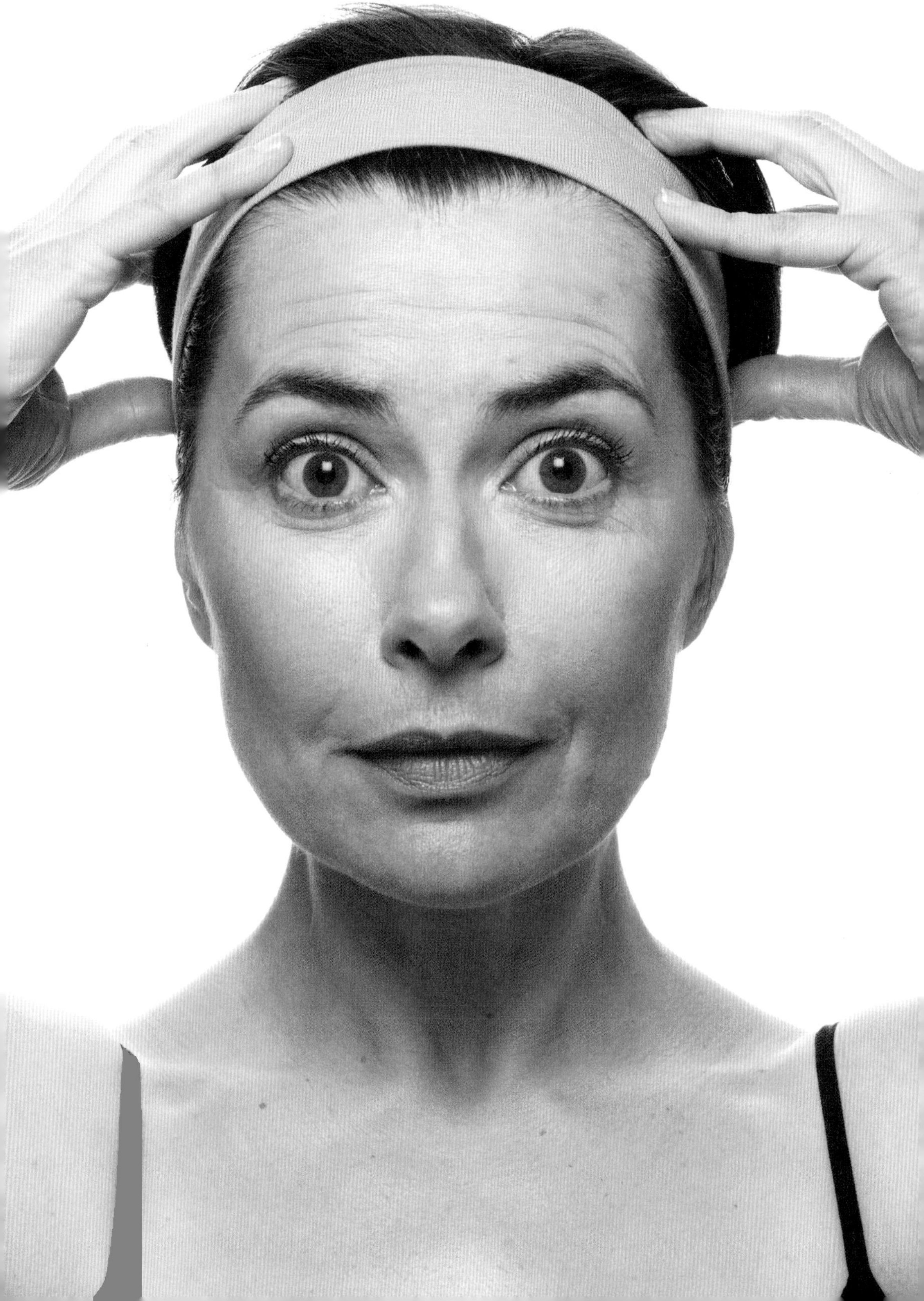

30 MIT ALLEN GESICHTSMUSKELN DAS GESICHT DEFINIEREN UND FESTIGEN

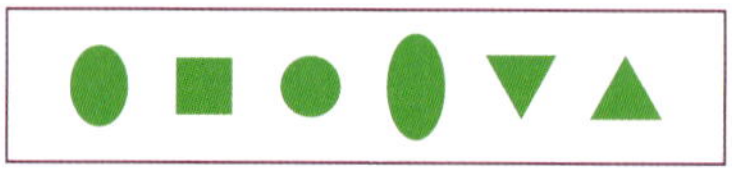

Wirkung

Mithilfe dieser Übung, die die gesamte Gesichtsmuskulatur gleichzeitig trainiert, können Sie überprüfen, ob sich die zuvor stimulierten Muskeln aktivieren lassen. So können Sie feststellen, ob sich die Muskelarbeit auszahlt.

Ausführung

Umschließen Sie die Wangen mit den Händen und legen Sie Ihr Gesicht in die Hände. Entspannen Sie Ihr Gesicht zuerst und spannen Sie es dann an, als wollten Sie es in Ihre Hände drücken. Halten Sie die Spannung 5 Sekunden lang und lösen Sie sie dann wieder.

Wiederholen Sie die Übung 10-mal hintereinander.

Hinweis

Sie sollten spüren, wie sich alle Ihre Gesichtsmuskeln anspannen.

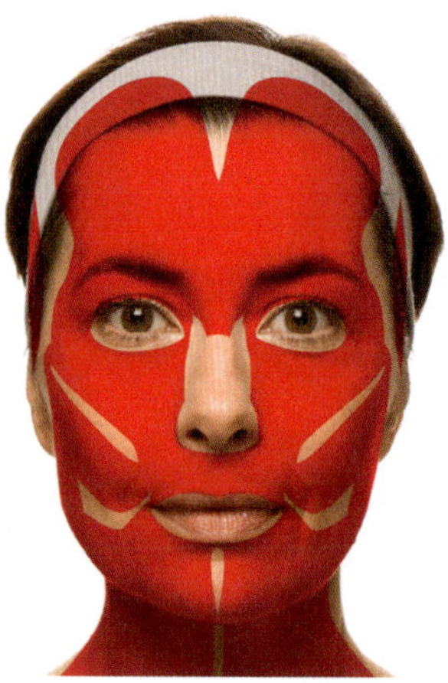

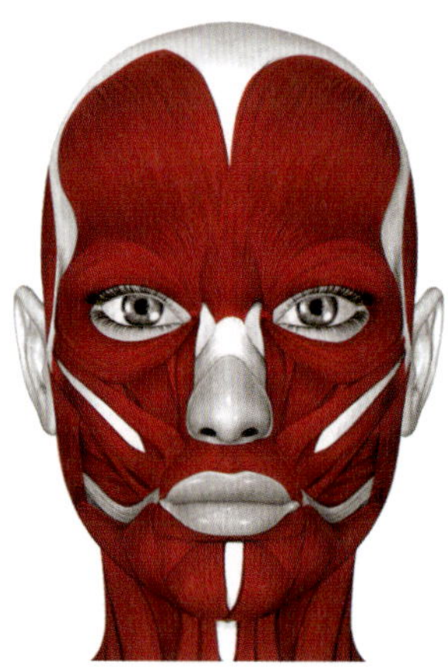

Trainierte Hauptmuskeln: **alle Gesichtsmuskeln**

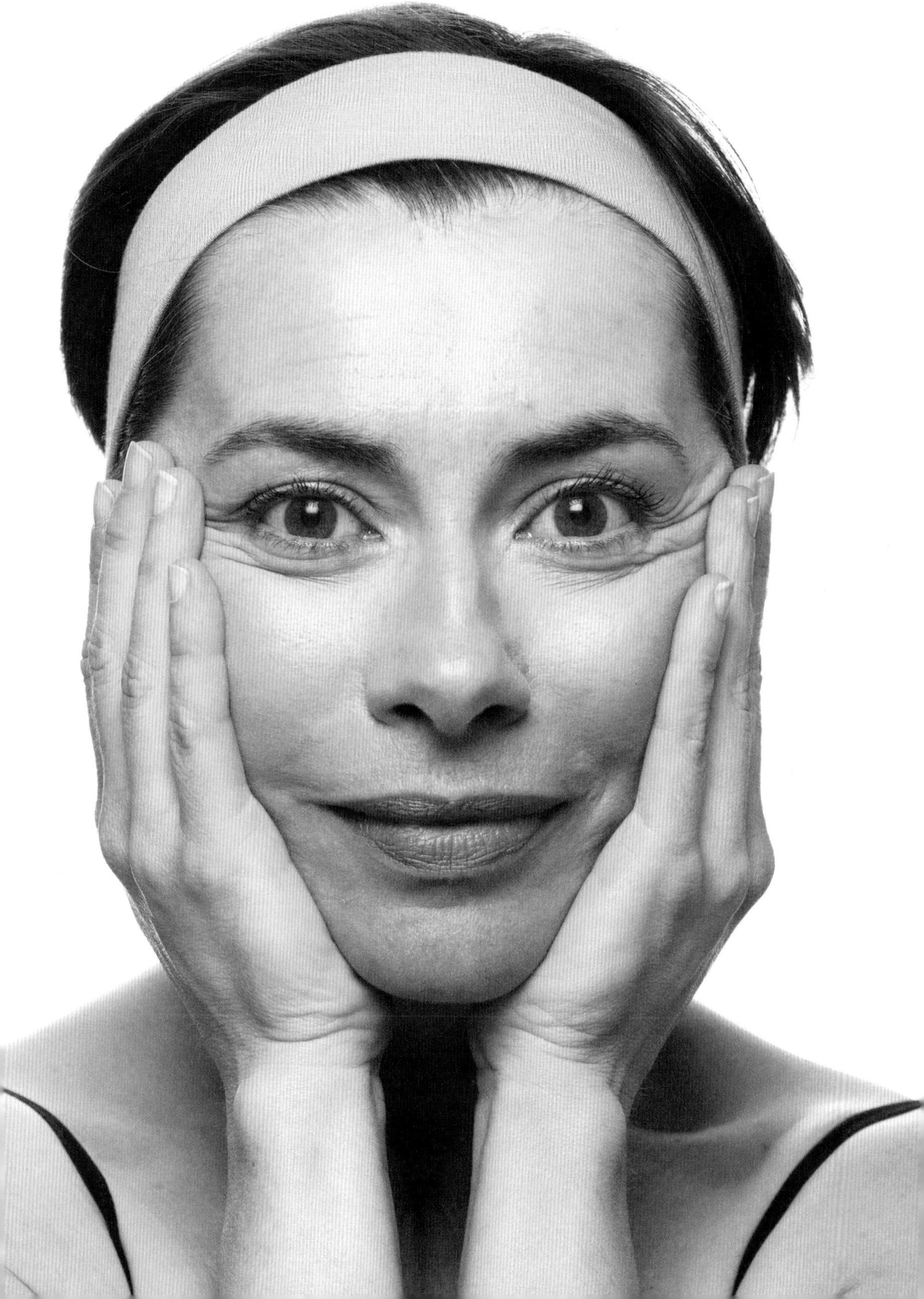

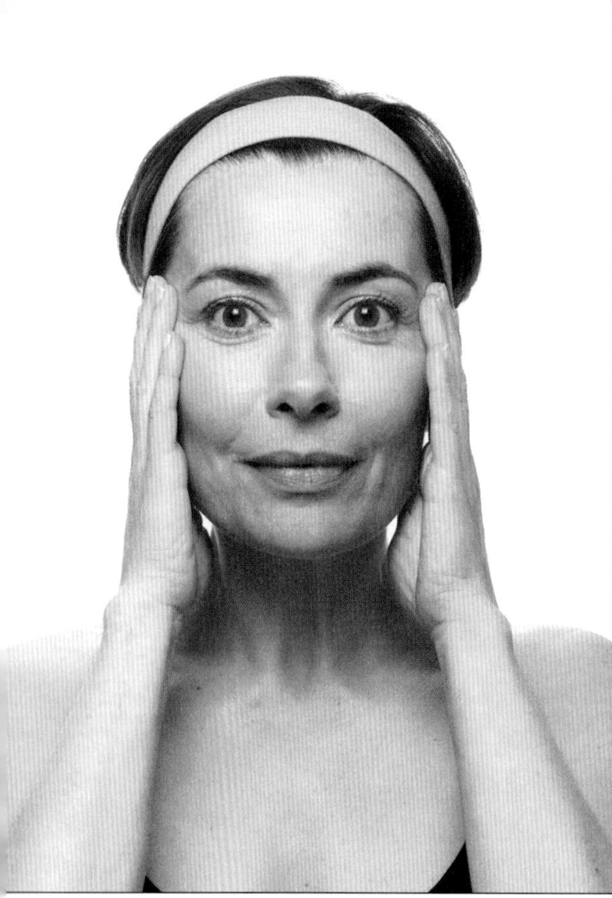
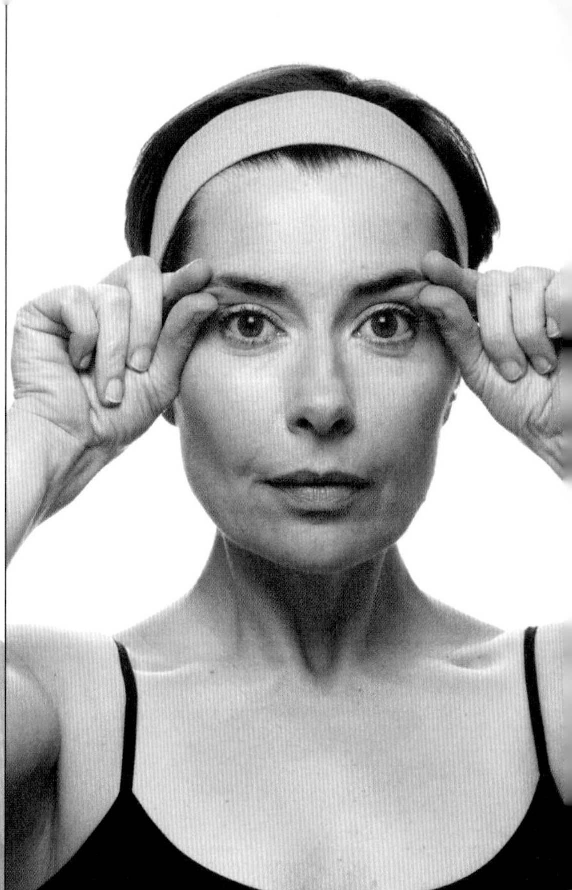
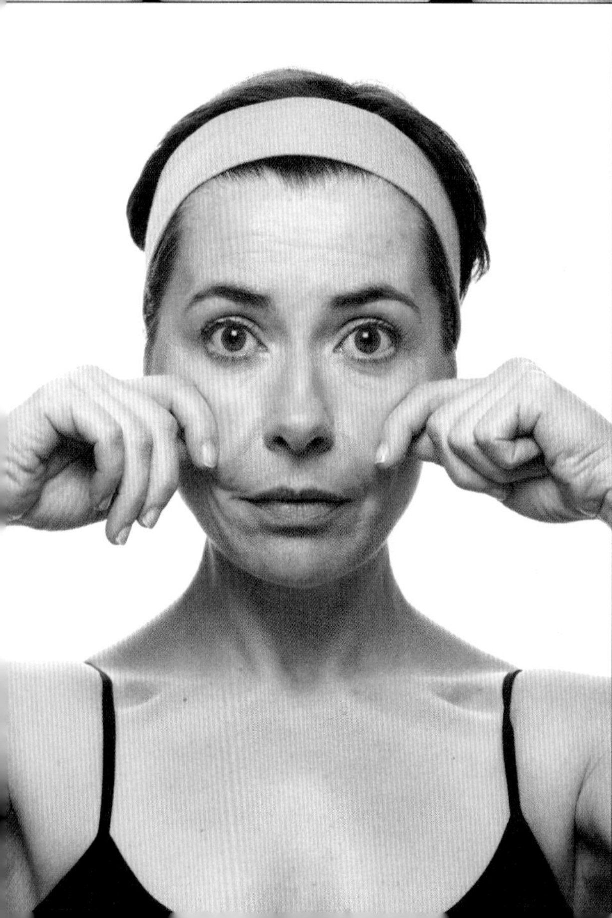
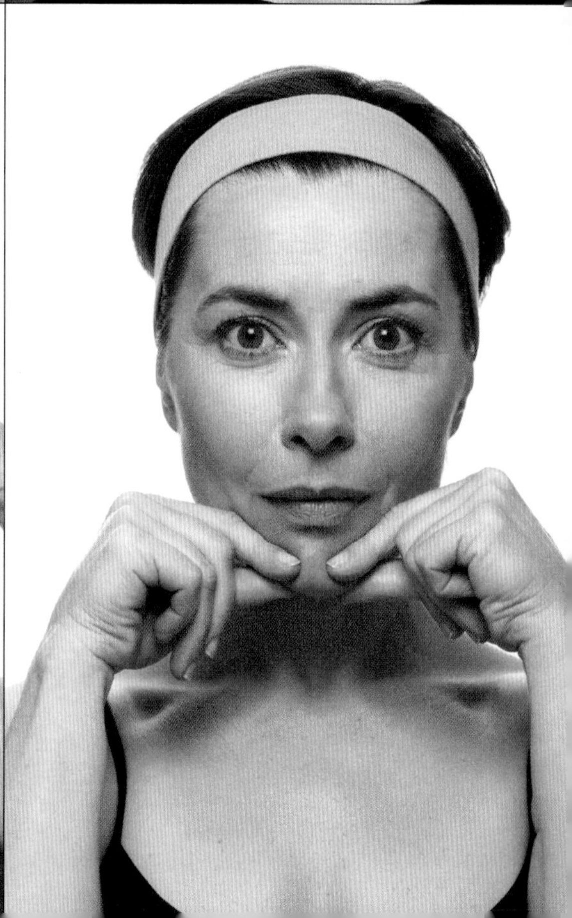

MASSAGEN UND ZUPFTECHNIKEN

Bei gesundheits- und schönheitsbewussten Frauen und Männern hat sich Face-Yoga in den letzten Jahren als natürliche Alternative zu invasiveren Methoden durchgesetzt. Der Erfolg basiert auf der großen Wirksamkeit der Übungen und der Schnelligkeit, mit der Ergebnisse erzielt werden. Das Alter ist keine unüberwindbare Barriere mehr, die eine unumkehrbare Veränderung der Gesichtszüge mit sich bringt.

Neben den eigentlichen Übungen empfehle ich zusätzlich eine Reihe von Massagen und Zupfübungen, die Sie vor oder nach Ihren Trainingseinheiten durchführen können. Ich möchte näher auf diese beiden Techniken eingehen, um Ihnen gleich mehrere Methoden an die Hand zu geben, mit denen Sie der Alterung Ihres Gesichts radikal entgegenwirken können. Die Massagen und Zupftechniken verstärken die durch Face-Yoga erzielten Ergebnisse, unabhängig von der Form Ihres Gesichts.

WISSENSWERTES

Unsere Gesichtshaut weist einige interessante Besonderheiten auf. Ihre Dicke und Spannkraft hängen nicht nur von der darunterliegenden Muskelschicht ab, sondern auch von der Gesundheit der Unter- und Lederhaut. Je besser diese Hautschichten durchblutet sind, desto positiver reagieren sie auf Stimulationen und desto gesünder und jugendlicher sieht die Oberhaut aus.

Wie kann man dem fortschreitenden Zellabbau entgegenwirken? Mit zunehmendem Alter regenerieren sich unsere Basalzellen immer langsamer. Sie sterben ab oder verringern ihre Aktivität erheblich, wodurch die Haut faltig, runzelig, schlaff und abgespannt wird. Zudem nimmt die Kollagenbildung ab und die elastischen Fasern werden immer schwächer und spröder. Die verlangsamte Zellerneuerung hat einen verstärkten Muskelabbau zur Folge, was wiederum zu einer verminderten Spannkraft und einem Erschlaffen der Haut führt, sodass diese nicht mehr auf Stimulationen reagiert. So können tiefe Falten entstehen. Doch je besser der Blutkreislauf funktioniert, desto effektiver ist der Transport von Sauerstoff und Nährstoffen, die für die Gesundheit der Haut unerlässlich sind. Daher ist es wichtig, die Durchblutung anzuregen.

Die Durchblutung anregen

Es gibt mehrere »mechanische« Methoden, um den Energietransport durch die kleinen Blutgefäße anzuregen, die in der Lederhaut sehr zahlreich vorhanden sind.

MASSAGEN

Beauty-Massagen sind sanfte Stimulationen für das gesamte Gesicht, mit denen man die lebenswichtigen Funktionen der Haut stärken und erhalten kann. Sie fördern die Durchblutung und beugen gesundheitlichen Problemen vor, die auf Zellentzündungen zurückzuführen sind. Außerdem wirken sie auf mehreren Ebenen entwässernd und regen das Lymphsystem an, das für den Abbau von Giftstoffen zuständig ist. Die Massagen führen zu einer besseren Sauerstoffversorgung des Gewebes und steigern so die Kollagen- und Elastinproduktion.

Durch bestimmte Gesichtsausdrücke, die Sie sich im Laufe der Jahre angewöhnt haben, setzen Sie Ihre Haut unbewusst Spannungen aus, zum Beispiel durch ein verschmitztes Grinsen oder ein Zusammenziehen der Augenbrauen. Gesichtsmassagen helfen, die Muskeln zu entspannen und Fettablagerungen zu vermeiden. Ihre entwässernde Wirkung aktiviert die Mikrozirkulation und erleichtert den Sauerstofftransport, was zu einem strahlenden Teint führt.

Als Alternative oder Ergänzung zum Muskeltraining wirken Massagen auf die Oberhaut ein. Eine Selbstmassage – oder eine gut ausgeführte professionelle Gesichtsmassage – ist eine sanfte Methode, um die Durchblutung der oberen Hautschicht in Schwung zu bringen.

DIE SELBSTMASSAGE

Nehmen Sie sich etwa 5 bis 10 Minuten Zeit, wenn Sie sich mit einer Selbstmassage verwöhnen möchten, und führen Sie sie 2-mal pro Woche durch, um das eigene Wohlbefinden und Aussehen zu verbessern.

Positionieren Sie sich vor einem Spiegel. Reiben Sie zu Beginn Ihre Hände aneinander, um sie zu erwärmen und diese Wärme bei der anschließenden Massage an das Gesicht abzugeben.

Cremen Sie vor der Massage Ihre Hände ein, sodass sie über die Haut gleiten können, statt darüber zu reiben.

Legen Sie die Hände locker auf das gesamte Gesicht, um die Wärme und die Creme auf die Haut zu übertragen.

Beachten Sie, dass sich die Massage vor allem angenehm anfühlen sollte. Dies ist ein besonderer Moment, in dem Sie sich nur um sich selbst kümmern.

Unterbrechen Sie die Übung, wenn die Haut zu stark reagiert, zum Beispiel wenn sie anfängt zu schuppen oder wenn sie zu trocken wird.

Arbeiten Sie sich mit kleinen, spiralförmigen Bewegungen von der Mitte des Gesichts zu den Schläfen vor. Synchronisieren Sie die Bewegungen dabei mit Ihrem Puls.

Setzen Sie die Massage mit sanften, kreisenden Bewegungen im oberen Gesichtsbereich fort.

Finden Sie den für Sie perfekten Rhythmus.

Es gibt viele Techniken und mit jeder können Sie gute Ergebnisse erzielen.

DIE GLÄTTENDE SELBSTMASSAGE – SPANNUNGEN ENTGEGENWIRKEN UND DIE DURCHBLUTUNG FÖRDERN

Diese Übung zur Glättung der Haut wird mit einer oder mehreren Fingerspitzen durchgeführt. Folgen Sie den Linien der Gesichtsarchitektur, die meist auf Akupunkturpunkten liegen. Beachten Sie Folgendes:

- Führen Sie eine Gesichtsmassage immer von innen nach außen durch.
- Reinigen Sie Ihre Hände und Ihr Gesicht vor der Massage.
- Bewegen Sie Ihre Hände symmetrisch von der Mittellinie des Gesichts aus.
- Beginnen Sie die Massage im oberen Gesichtsbereich.

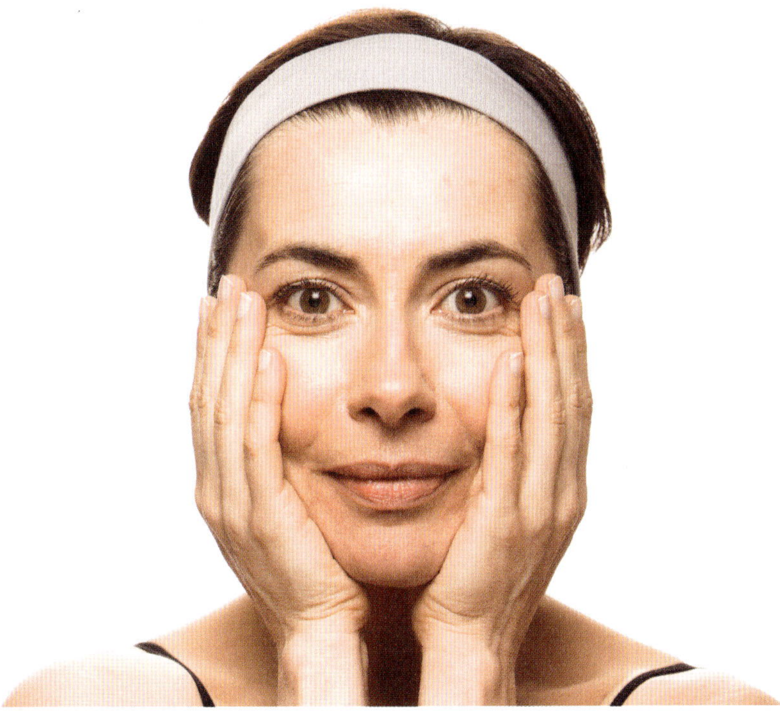

Zu Beginn sollten Sie Ihre Haut erwärmen. Geben Sie ein paar Tropfen Ihres Lieblingsserums, -öls oder Ihrer Lieblingscreme auf Ihre Hände und reiben Sie sie aneinander. Wenn sich Ihre Hände schön warm anfühlen, können Sie sie 2 bis 3 Sekunden lang sanft aufs gesamte Gesicht legen. Beginnen Sie nun mit der Selbstmassage, indem Sie mit leichtem, aber konstantem Druck von innen nach außen übers Gesicht streichen.

Nun können Sie beginnen, Ihre Haut zu glätten. Zuerst am Haaransatz: Führen Sie eine glättende Bewegung von der Stirnmitte zu den Schläfen hin aus. Wiederholen Sie diese Bewegung 3-mal.

❶ Die Stirn
Streichen Sie die Haut auf beiden Seiten des Gesichts glatt, indem Sie mit mehreren Fingern von der Stirnmitte zu den Schläfen streichen. Wiederholen Sie die Bewegung 3-mal.

❷ Die Augenbrauen
Legen Sie die Finger zwischen die Augenbrauen und streichen Sie über die Augenbrauenbögen bis zu den Ohren. Wiederholen Sie die Bewegung 3-mal.

❸ Die Augenwinkel
Legen Sie die Fingerspitzen zart auf die Augeninnenwinkel und streichen Sie sanft am Unterlid entlang, über die Wangenknochen bis zu den Schläfen. Wiederholen Sie die Bewegung 3-mal.

❹ Die Nasenflügel
Legen Sie die Fingerspitzen wieder auf die Augeninnenwinkel und streichen Sie erst zu den Nasenflügeln und anschließend zu den Schläfen. Wiederholen Sie die Bewegung 3-mal.

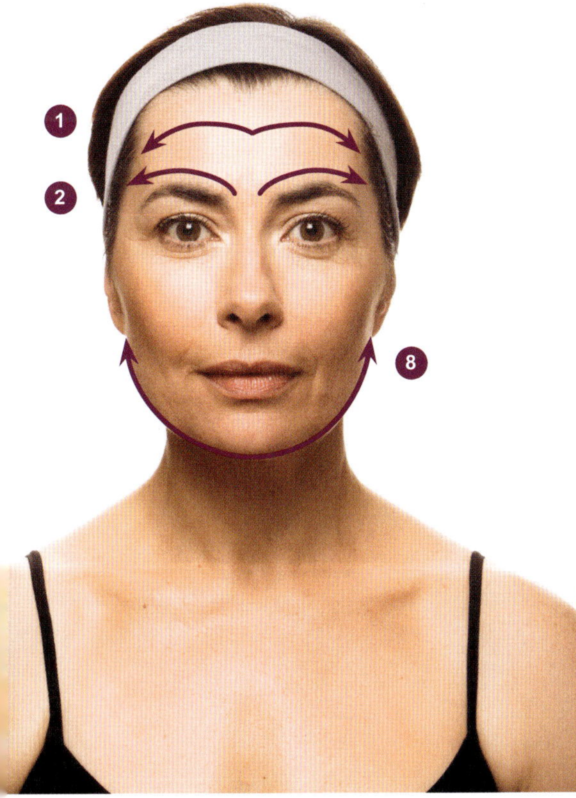
1
2
8

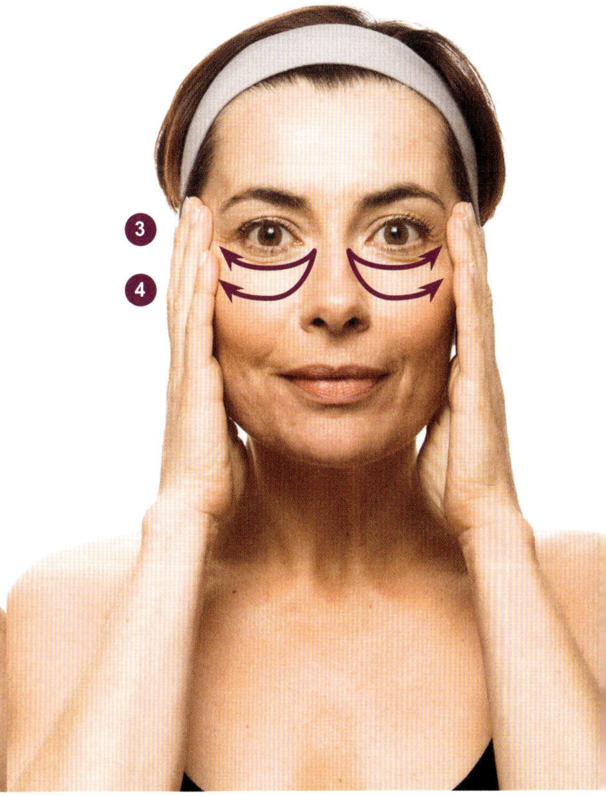
3
4

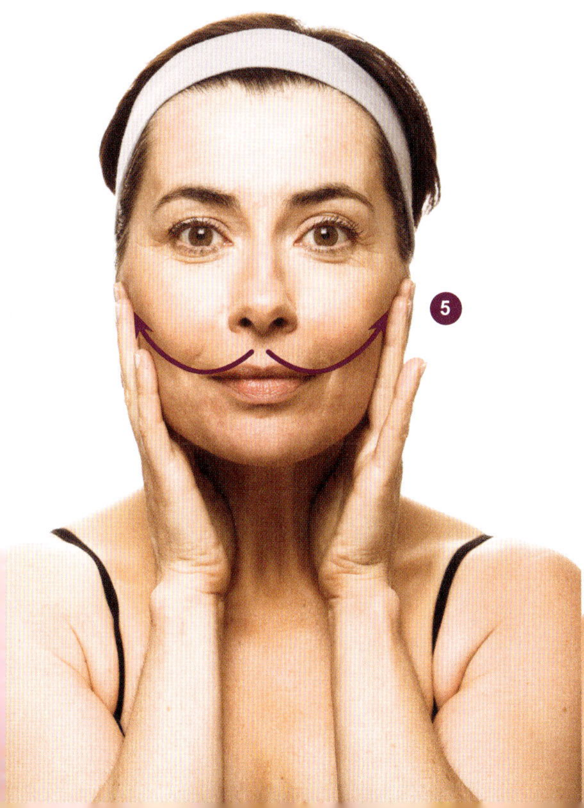
5

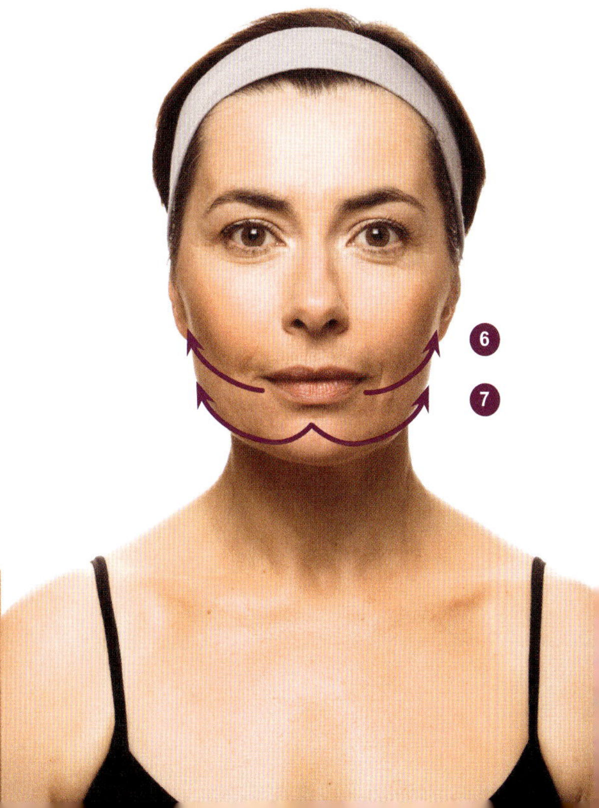
6
7

5 Die Wangen
Streichen Sie nun auf beiden Seiten des Gesichts von den Nasenlöchern über den Bereich unterhalb der Wangenknochen bis zu den Ohrläppchen. Wiederholen Sie die Bewegung 3-mal.

6 Die Mundwinkel
Streichen Sie von den Mundwinkeln auf beiden Seiten des Gesichts über den Kieferbogen bis zu den Ohrläppchen. Wiederholen Sie die Bewegung 3-mal.

7 Das Kinn
Streichen Sie von der Mitte der Unterlippe auf beiden Seiten des Gesichts bis zu den Ohrläppchen. Wiederholen Sie die Bewegung 3-mal.

8 Der Kiefer
Streichen Sie von der Kinnspitze auf beiden Seiten über die Kieferkonturen bis zu den äußeren Kieferwinkeln. Wiederholen Sie die Bewegung 3-mal.

Wiederholen Sie die Massage nach Belieben.

MIT KREISENDEN BEWEGUNGEN GIFTSTOFFE ABBAUEN UND DEN TEINT ZUM STRAHLEN BRINGEN

Bei Gesichtsmassagen erzielen Sie mit kreisenden Bewegungen eine tiefere Wirkung als mit streichenden Bewegungen. Sie können damit die Haut reinigen und Giftstoffe zum Abtransport freisetzen, die sich sonst in den unteren Hautschichten festsetzen und den Teint beeinträchtigen.

Massieren Sie das Gesicht immer mit den Fingerspitzen und führen Sie kleine kreisende Bewegungen vom unteren Rand der Ohren bis zur oberen Gesichtspartie aus. Beginnen Sie erst mit der Massage, nachdem Sie eine dicke Schicht Creme aufgetragen haben. Sie können auch Ihre Lieblingsmaske verwenden.

Auf beiden Seiten des Gesichts befinden sich unter den Ohrläppchen kleine Lymphknoten. Durch eine sanfte Massage dieses Bereichs unterstützen Sie den Abbau der hier angesammelten Giftstoffe, sodass sich Ihre Haut leichter regenerieren kann. Führen Sie die kleinen kreisenden Bewegungen mit den Spitzen von Zeige- und Mittelfinger eine Minute lang aus.

Von dort aus massieren Sie hinunter bis zum Halsansatz, während Sie die Kreisbewegungen immer größer werden lassen. Anschließend geht es wieder nach oben und am Kiefer entlang.

Massieren Sie mit weiterhin sanften, kreisenden Bewegungen an den Mundwinkeln und den Nasenflügeln entlang bis zu den Wangenknochen.

Fahren Sie mit kreisenden Bewegungen auf der Stirn fort, um Spannungen abzubauen. Beginnen Sie an den Schläfen, die Sie symmetrisch massieren, und arbeiten Sie sich langsam zur Mitte der Stirn vor, bevor Sie wieder nach außen zurückkehren.

Spüren Sie, wie sich die Haut leicht von den Muskeln löst, und genießen Sie die entspannende Wirkung. Die Spannungen lassen immer mehr nach. Wiederholen Sie diese Bewegungen eine Minute lang.

Wandern Sie mit den Fingern weiter nach unten zu den Augenbrauen und dem Bereich zwischen den Augen. Massieren Sie – weiterhin mit sanften, kreisenden Bewegungen – den gesamten Augenbrauenbogen bis zum äußeren Augenwinkel. Nun haben Sie die Unterseite des Auges erreicht, die empfindlichste Stelle des Gesichts. Massieren Sie mit sanften Bewegungen und so wenig Druck wie möglich am Unterlid entlang – eine hervorragende Methode zur Milderung von Tränensäcken.

Beginnen Sie den Bewegungsablauf erneut zwischen den Augenbrauenbögen und wiederholen Sie die Massage eine Minute lang.

Führen Sie zum Abschluss kreisende Bewegungen bis zu den Schläfen aus.

Damit endet die kreisende Massage. Ihre Haut sieht nun strahlender, frischer und jünger aus.

FESTIGENDE LIFTING-MASSAGE ZUM ABMILDERN AUSGEPRÄGTER FALTEN

Bei dieser Massage widmen Sie sich den Bereichen mit den tiefsten Falten. Bei Bedarf können Sie Creme oder Öl auf die Fingerspitzen auftragen.

Glätten Sie die Haut mit kleinen kreisenden Bewegungen und beginnen Sie mit den Falten am Mundwinkel.

Lassen Sie die Finger erst an den Lippen entlang kreisen. Wandern Sie anschließend hoch zu den Nasenflügeln, die Sie eine Minute lang massieren.

Massieren Sie leicht kreisend an der Unterseite der Wangenknochen entlang. Anschließend sind die Schläfen an der Reihe, denen Sie sich eine Minute lang widmen sollten.

Arbeiten Sie sich im empfindlichen Augenbereich mit leichten, kreisenden Bewegungen vom äußeren Bereich des Auges zum inneren Augenwinkel vor. Achten Sie darauf, dass die Fingerspitzen sanft über die Haut gleiten, ohne darüber zu reiben, denn dieser Bereich ist sehr sensibel.

Falls Sie etwas gegen Stirnfalten tun möchten, ist jetzt der Moment dafür gekommen. Achten Sie darauf, immer »gegen« die Falte zu arbeiten, also nie in dieselbe Richtung. Tragen Sie ausreichend Creme auf und führen Sie eine Minute lang kleine kreisende Bewegungen in die entgegengesetzte Richtung der Falte aus.

Wiederholen Sie diesen Bewegungsablauf so oft, wie Sie möchten.

Wenn Sie die vertikalen Zornesfalten beseitigen möchten, sollten Sie sie eine Minute lang in horizontaler Richtung massieren, und dabei die Gesichtscreme nicht vergessen.

Sie können diese Massage nach Belieben wiederholen. Im Idealfall integrieren Sie sie in Ihre Morgen- oder Abendroutine, wenn Sie Ihre Gesichtscreme auftragen.

Die Ergebnisse werden nicht lange auf sich warten lassen. Indem Sie die Stellen Ihres Gesichts massieren, die am anfälligsten für den Alterungsprozess sind, regen Sie die Feuchtigkeitsversorgung der tieferen Hautschichten genau dort an, wo sich Falten gebildet haben. Die Haut entspannt sich und wird geschmeidiger und straffer.

ASIATISCHE MASSAGEN: DIE KOBIDO-MASSAGE

Die Kobido-Massage, auch »der traditionelle Weg zur Schönheit« genannt, stammt aus Japan. Sie gilt als Handwerkskunst und wird seit über 500 Jahren von Meistern auf diesem Gebiet ausgeführt.

Die Technik basiert auf Knetbewegungen mit den Händen, durch die das Gesicht an sehr spezifischen Zonen wie den Meridianen, mit denen auch im Shiatsu gearbeitet wird, gereinigt und stimuliert wird. Diese Meridiane, die auch über das Gesicht verlaufen, werden als »Energie-Autobahnen« angesehen, auf denen zahlreiche Akupunkturpunkte liegen.

Das traditionelle Handwerk, das viel mehr als eine Massagetechnik ist, wird von einem kleinen Kreis Eingeweihter ausgeübt. Es zielt auf die

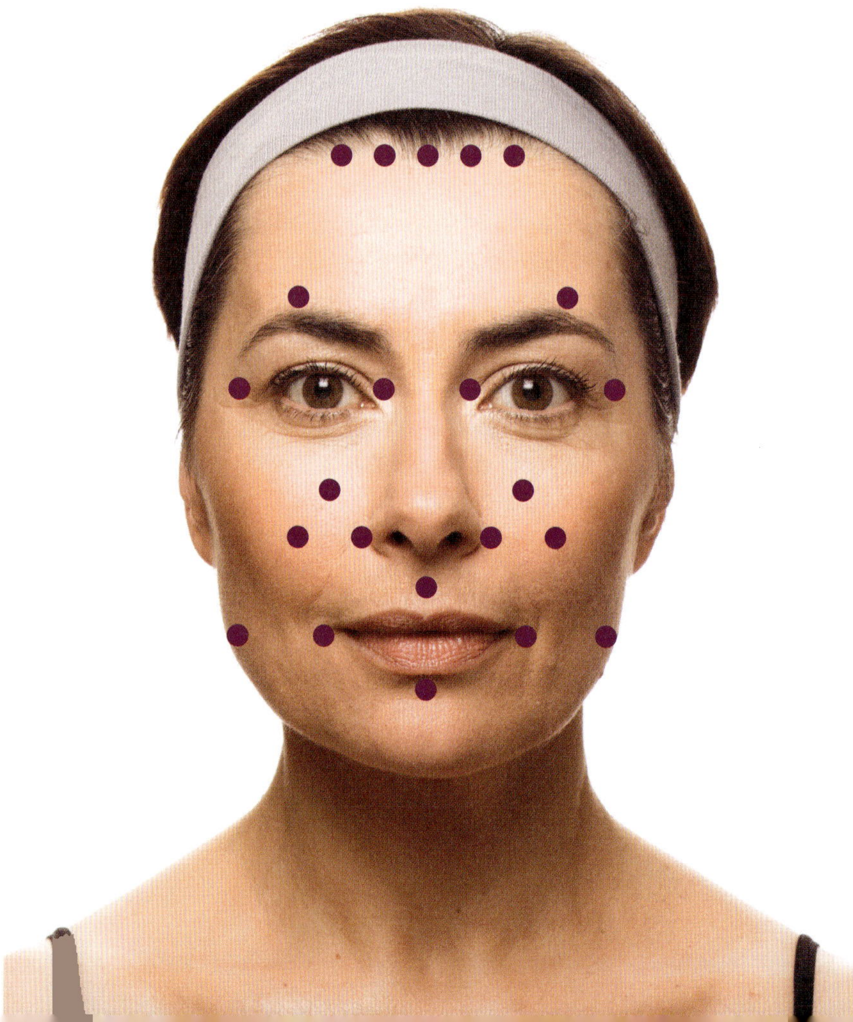

tiefen Schichten der Lederhaut (Dermis) und die Hautmuskeln ab, die stimuliert und angespannt werden. Charakteristisch für die Kobido-Massage sind schnell ausgeführte Bewegungen, eine tiefe Wirkung und über 48 verschiedene, miteinander verbundene Techniken. Es ist nicht leicht, Kobido als Selbstmassage anzuwenden. Dennoch kann man sich davon inspirieren lassen, ohne fürchten zu müssen, die Gesichtshaut zu intensiv oder zu tief zu behandeln. Konzentrieren Sie sich zu Beginn und am Ende der Massage auf die wichtigsten Akupunkturpunkte, die auf der Abbildung eingezeichnet sind.

Cremen Sie Ihr Gesicht im Voraus ein und befeuchten Sie die Finger während der Massage bei Bedarf mit Wasser, damit sie sanft über die Haut gleiten.

Der Nutzen der verschiedenen Massagen

Zunächst lösen Massagen unangenehme Muskelverspannungen, was förderlich für ein schönes, gesundes Hautbild ist.

Sie regen zudem den Energiefluss an, der zur Gesundheit der Lederhaut (Dermis) beiträgt, und sorgen dafür, dass dort abgelagerte Giftstoffe ausgeleitet werden.

Das Ergebnis ist ein strahlender Teint.

Neben den Zupftechniken und Face-Yoga-Übungen gehören Massagen zu den wirksamsten Methoden, um der Erschlaffung der Gesichtszüge entgegenzuwirken.

Schließlich wirken sich alle Bewegungen, die der Stimulierung der Hautmuskeln dienen, direkt auf die Qualität des Gewebes und das Volumen des Gesichts aus.

DIE FIBROBLASTEN STIMULIEREN

Fibroblasten sind Zellen, die am zahlreichsten in der Lederhaut (Dermis) vorkommen. Sie spielen eine wichtige Rolle bei der Kollagensynthese und der Bildung elastischer Fasern. Man kann von regelrechten »Kollagen- und Elastinfabriken« sprechen, die positiv auf bestimmte Reize reagieren. Sie sind für die Fähigkeit der Haut verantwortlich, sich zusammenzuziehen, und können die Haut formen.

Ältere Haut zeichnet sich durch Veränderungen in ihrer Struktur und Funktion aus. Mit zunehmendem Alter wird die Haut dünner, trockener und weniger elastisch. Hier tritt in der Regel eine Funktionsstörung der Fibroblasten auf, die nach und nach ihre kontraktile Fähigkeit verlieren, also die Fähigkeit, sich zusammenzuziehen.

Vor Kurzem wurde nachgewiesen, dass Fibroblasten über eine Art »molekulare Maschine« verfügen, mit der sie mechanische Reize in Reaktionen umwandeln können, die den Umbau des Gewebes beeinflussen.

Die mechanischen Reize auf der Oberfläche der Haut senden ein Signal an weiter entfernte Zellen wie die Keratinozyten, Fibroblasten und Adipozyten, die für die Kollagen- und Elastinbildung zuständig sind.

Ein bewährtes Mittel zur Stimulation der Fibroblasten – und somit der Kollagenproduktion – ist die Technik von Dr. Jacquet.

Ein bisschen Geschichte

Nach seinem Medizinstudium in Limoges wurde Leonard Marie Lucien Jacquet 1883 Assistenzarzt in Paris und arbeitete ab 1903 im Hôpital Saint-Antoine, wo er sich auf Dermatologie spezialisierte (er litt selbst unter Juckreiz). Mit einem Team Gleichgesinnter entwickelte er die »Biokinetik«, eine Reihe von Behandlungsmethoden, die zur Heilung bestimmter Dermatosen (Hautkrankheiten) führen sollte.

Im Jahr 1911 entdeckte er, dass eine graduelle, anhaltende mechanische Stimulation den altersbedingten Verlust der Hautelastizität und -festigkeit im Gesicht sowie an Hals und Dekolleté umkehren kann. Aufgrund der gravierenden Verletzungen, die zahllose Menschen im Ersten Weltkrieg davongetragen haben, beschäftigten Dr. Jacquet und sein Team sich später mit Hautverletzungen und gingen der Frage nach, wie eine schnelle, optimale Wundheilung zu erreichen ist. Er wies nach, dass die Lederhaut auf jede Behandlung oder Massage mit einer erhöhten Durchblutung, einer Verdickung und einem deutlichen Temperaturanstieg reagiert. In den 1930er-Jahren führte er am Pariser Hôpital Saint-Antoine mit seinem dermatologischen Team mehrere Studien durch und kam zu dem Ergebnis, dass Zupftechniken ein wirksames Heilmittel gegen Hautschäden sind. Diese Art von Reizen erwies sich bei oberflächlichen Narben wie jenen, die durch Akne oder Rosazea hervorgerufen werden, als kurzfristig wirksam. Die Zupftechniken von Dr. Jacquet werden in der Medizin bis heute eingesetzt, so zum Beispiel im Krankenhaus von Garches, das unter anderem auf Verbrennungs- und Unfallopfer sowie Verkehrsverletzte spezialisiert ist. An ihrer Wirksamkeit besteht kein Zweifel mehr.

ZUPFMASSAGE

Zupfbewegungen führen zu einer sofortigen Verbesserung des Hautbildes, was auf die gesteigerte Durchblutung der Lederhaut zurückzuführen ist, denn sie regen in erster Linie die Durchblutung der tieferen Hautschichten an. Darüber hinaus unterstützen Zupftechniken die Gewebeheilung, zum Beispiel im Fall von Aknenarben oder Hautkrankheiten, und verbessern auch die Wirkung eines Faceliftings, da sie blaue Flecken verhindern, die sich aufgrund von Blutablagerungen an bestimmten Stellen bilden können. Zudem strafft das Zupfen die Haut und die Gesichtskonturen.

Wiederholte kleine Zupfbewegungen auf der Hautoberfläche führen zu einer leichten Entzündung des Gewebes, wodurch die Lederhaut aufgepolstert und dicker wird. Mithilfe dieser Technik kann man Falten in den tieferen Schichten mildern. Das Zupfen der Hautoberfläche sendet ein Signal an weiter entfernte Zellen – die Keratinozyten und Adipozyten – und fördert die Mikrozirkulation. So wird das Gewebe mit mehr Sauerstoff versorgt, aber vor allem werden die Fibroblasten stimuliert.

Neben Massagen und der Gesichtsgymnastik stellt das Zupfen eine gute Technik dar, um der Erschlaffung der Gesichtshaut entgegenzuwirken.

Im Rahmen einer renommierten Studie fand man heraus, dass alle Reize, die eine gesteigerte Aktivität der Fibroblasten auslösen, sich positiv auswirken:

- auf die Strahlkraft des Teints,
- auf die Spannkraft der Haut und
- auf den Farbton der Haut.

Darüber hinaus kommt es zu einer schnellen Verbesserung:

- von Gesichtsfalten,
- von Unebenheiten der Lederhaut,
- von Nasolabialfalten,
- der Elastizität der Haut,
- der Festigkeit und Weichheit der Haut,
- der Strahlkraft des Teints und
- von Augenringen.

DIE ZUPFTECHNIK

Wie bei einer Massage sollten Sie die Hände zunächst aufwärmen und dann auf das Gesicht legen.

Beginnen Sie anschließend mit einem Ablauf von drei kleinen Zupfbewegungen, die die Durchblutung anregen, die Aufnahmefähigkeit der Haut erhöhen und dafür sorgen, dass Ihre Pflegeprodukte besser in die Haut einziehen. Nehmen Sie die Haut zwischen Daumen und Zeigefinger und zupfen Sie in einem Bewegungsablauf entlang der Gesichtslinien von innen nach außen. Im Gegensatz zu Massagen sollten Sie die Zupftechniken auf einer sauberen, fettfreien Haut durchführen. Achten Sie vor allem darauf, dass Ihre Hände trocken und nicht eingecremt sind. Andernfalls würden Sie nicht zur obersten Schicht der Lederhaut durchdringen, sondern eher über die Haut gleiten, also eine glättende Massage durchführen.

Setzen Sie Ihre Finger sanft, aber mit genügend Kraft ein, um die Durchblutung der kleinen Gefäße in der Lederhaut sowie der Muskelfasern anzuregen. Diese zusätzliche Durchblutung der Hautoberfläche fördert bekanntermaßen die Nährstoffversorgung und die Kollagenproduktion.

❶ Kinnlinie

Legen Sie die Zeigefinger auf und die Daumen unter das Kinn, sodass Letztere sich in der Mitte berühren. Führen Sie nun die Zupfbewegungen am Kiefer entlang in Richtung Ohrläppchen aus. Erhöhen Sie bei jedem Durchgang das Tempo, um den Bereich so intensiv wie möglich zu stimulieren. Bearbeiten Sie jeden Bereich mindestens 3-mal.

❷ Wangen

Wiederholen Sie den Vorgang, aber zupfen Sie nun über die Wangen.

❸ Wangenknochen

Zeichnen Sie mit denselben Zupfbewegungen die Wangenknochen nach.

❹ Augenbrauenbögen

Weiter geht's entlang der Augenbrauenbögen bis zu den Schläfen.

❺ Haaransatz

Zum Schluss zupfen Sie den oberen Stirnbereich am Haaransatz, indem Sie sich von der Mitte der Stirn bis zu den Schläfen vorarbeiten.

Anschließend können Sie die Zupfbewegungen vertiefen. Denken Sie daran, stets drei Durchgänge auszuführen.

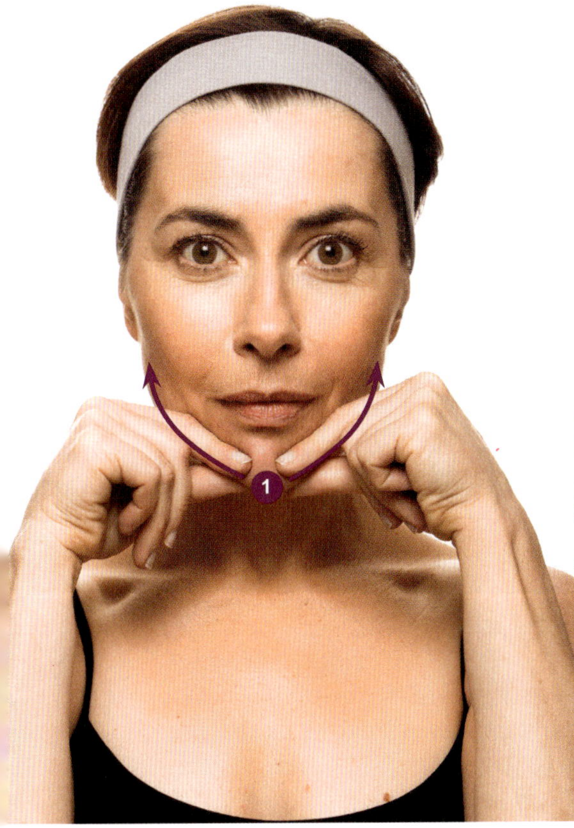
1

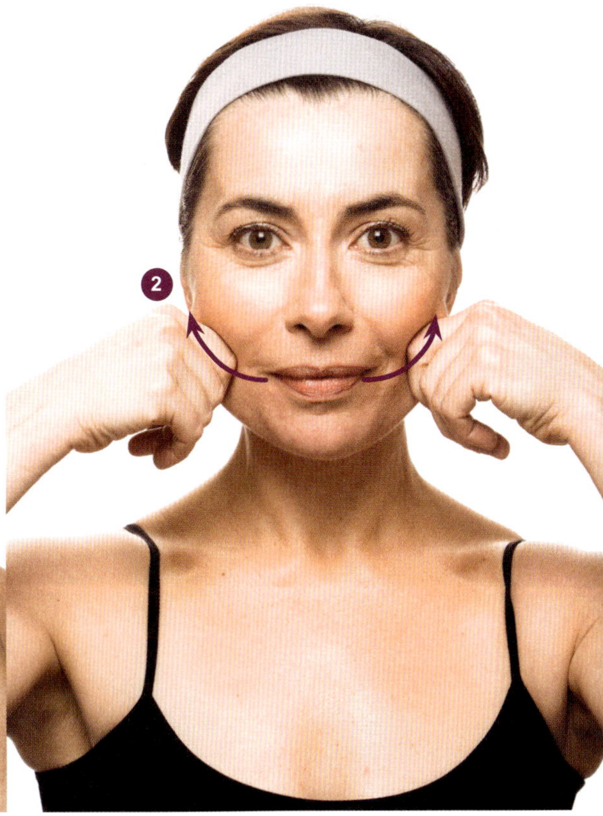
2

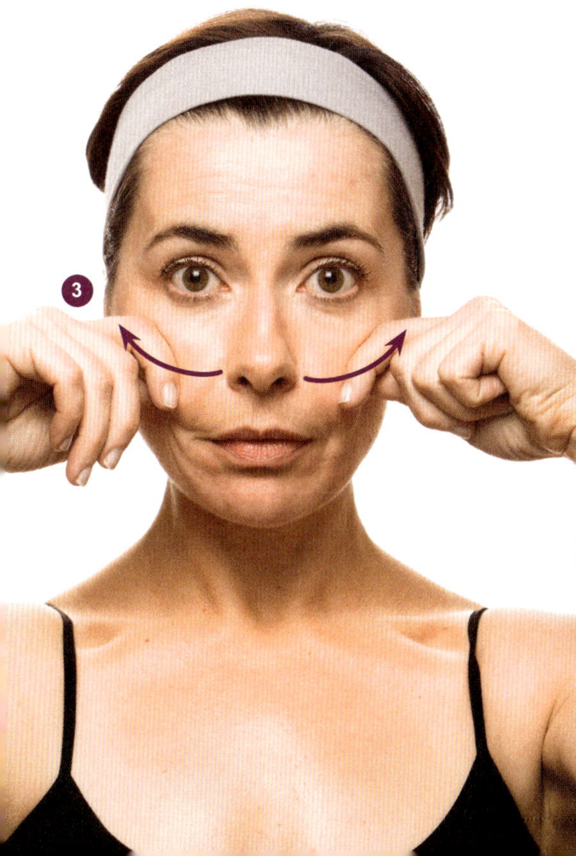
3

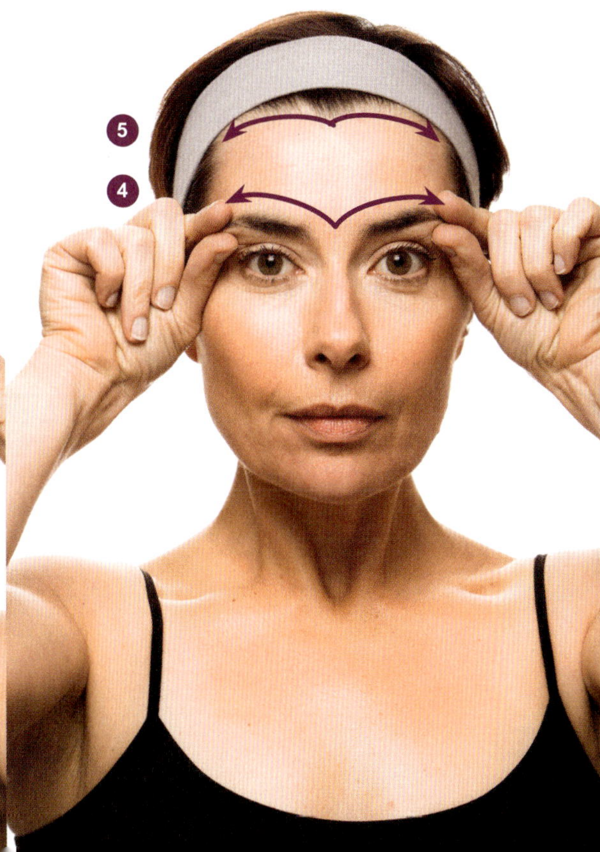
5
4

Zusammenfassung

Ältere Haut zeichnet sich durch Veränderungen in ihrer Struktur und Funktion aus. Mit zunehmendem Alter wird die Haut dünner, trockener und weniger elastisch. Hier tritt in der Regel eine Funktionsstörung der Fibroblasten auf, die nach und nach ihre kontraktile Fähigkeit verlieren, also die Fähigkeit, sich zusammenzuziehen. Es wurde nachgewiesen, dass Fibroblasten über einen molekularen Mechanismus verfügen, mit dem sie Reize (Klopfen, Zupfen et cetera) in Reaktionen umwandeln können, die den Umbau des Gewebes verändern, beeinflussen und somit junge Haut nachahmen können.

Darüber hinaus trägt der durch Massagen erzeugte Druck dazu bei, dass Blut durch verstopfte Stellen in der oberflächlichen Schicht der Lederhaut zirkulieren kann. Die zusätzliche Blutzufuhr stärkt den Muskel und ist ein wirksames Mittel zur Straffung der Gesichtszüge. So wird die Resilienz (Widerstandskraft) der Haut gefördert, die nun wieder geschmeidiger, glatter und gleichmäßiger aussieht.

Achten Sie darauf, dass sich der bei den Massagen ausgeübte Druck immer angenehm anfühlt. Sie können den Druck an Ihre Gesichtspartien anpassen: Um die Augen herum sollten Sie zum Beispiel nur wenig Druck ausüben, auf den Gesichtskonturen und den Wangen hingegen etwas mehr.

Der Nutzen von Zupftechniken

In erster Linie erreichen Sie mithilfe von Zupftechniken die tiefen Schichten der Lederhaut und wirken so der Alterung des Gesichts auf natürliche Weise entgegen. Die Zupfübungen führen sofort zu einem frischen, strahlenden Teint. Sobald die Röte verblasst, die durch die Zupfbewegungen entstanden ist (aufgrund der erhöhten Sauerstoffzufuhr und Durchblutung), werden Sie sofort frischer aussehen.

Darüber hinaus werden durch Zupftechniken die Fibroblasten stimuliert, was langfristig der Spannkraft des Gesichts zugutekommt.

Neben der Gesichtsgymnastik und den Massagen führt daher kein Weg an den Zupftechniken von Jacquet vorbei. Sie gehören zu einer ganzen Reihe von Methoden, die schönheitsbewusste Menschen für sich nutzen.

FAZIT

Seit jeher hat die Menschheit nach Wohlbefinden und natürlicher Schönheit gestrebt. Für die Erhaltung jugendlicher Schönheit stellt jedoch die Hautalterung eines der größten Probleme dar. Heutzutage erleben wir einen regelrechten Boom von Anti-Aging-Methoden für das Gesicht – sei es in der Kosmetik, in der ästhetischen Schönheitschirurgie oder im Bereich der natürlichen Anwendungen, die wir selbst ausführen können.

Jede der in diesem Buch beschriebenen Übungen wird sich spürbar auf Ihr Gesicht auswirken und dazu führen, dass die Haut aufgepolstert, belebt und geliftet wird. Mit den Face-Yoga-Übungen, deren Wirksamkeit nachgewiesen und unbestreitbar ist, den Massagen und Zupftechniken verfügen Sie nun über eine ganze Reihe von Methoden, um den unerwünschten Folgen des Alterungsprozesses entgegenzuwirken.

WIE ICH MIT FACE-YOGA DIE ZEICHEN DER ZEIT MILDERN KONNTE

Aktuell löst das Face-Yoga viel Begeisterung aus, und das vollkommen zu Recht. Überall finden sich Artikel, Pflegetipps und Berichte, die in den verschiedensten Medien veröffentlicht werden. Ich kann mich über diese Entwicklung nur freuen und mich beglückwünschen, weil ich mich als eine der Ersten für diese Methode eingesetzt habe. Jetzt, da ich älter geworden bin, kann ich nur bestätigen, wie positiv sich diese Technik auf die Gesichtshaut und die darunterliegende Lederhaut auswirkt.

In diesen schwierigen und herausfordernden Zeiten wird immer offensichtlicher, dass wir uns nicht nur gut um uns selbst kümmern, sondern auch auf uns selbst vertrauen sollten. In Bezug auf unseren Körper, unser Gesicht, unsere Gesundheit und unsere Schönheit haben wir dazu die Mittel in der Hand. In diesem Sinne ist auch das Face-Yoga zu verstehen.

In all den Jahren, in denen ich die Übungen ausgeführt habe, ist es mir gelungen, die Spannkraft meines Gesichts zu erhalten. Trotz der immer mehr zu Buche schlagenden Schwerkraft, des Übergangs in die Wechseljahre und bestimmter (schlechter) Angewohnheiten, die sich hartnäckig halten, zeigt mein Gesicht keine größeren Alterserscheinungen, und das habe ich Face-Yoga zu verdanken. Abgesehen von invasiveren Ansätzen hat man bis heute noch keine bessere oder wirksamere Methode für ein frisches und jugendliches Aussehen gefunden.

1. Auflage

Die Originalausgabe erschien 2021 unter dem Titel: »La gymnastique faciale – 4e édition
La méthode pour garder un beau visage au naturel« bei Éditions de L'Homme.

[Published originally in French (Canada) under the title: *La gymnastique faciale – 4e édition*
La méthode pour garder un beau visage au naturel

Projektleitung: Vanessa Silbermann
Übersetzung: Svenja Tengs
Textredaktion: Susanne Schneider
Korrektorat: Ann-Kathrin Kunz
Satz: Uhl + Massopust, Aalen
Umschlaggestaltung für die deutschsprachige Ausgabe: Veruschkamia, München, unter Verwendung des Motivs der kanadischen Originalausgabe
Herstellung: Timo Wenda

Für die kanadische Originalausgabe:
Layout: François Daxhelet
Bildnachweis:
Autorinnenfoto: Neil Snape
Fotos: Cory Sorensen, Antoine Bonsorte und Mathieu Dupuis
Modell: Laurence Hurtel
Illustrationen: François Daxhelet
Computergrafik: Chantal Landry
Bildverarbeitung: Johanne Lemay

Druck und Bindung: Alcione, Lavis
Printed in Italy

FSC www.fsc.org
MIX
Papier | Fördert gute Waldnutzung
FSC® C147178

Penguin Random House Verlagsgruppe FSC® N001967

ISBN 978-3-517-10215-3
www.suedwest-verlag.de